W0469428

LE PETIT GUIDE
DE LA

CURE DE RAISIN

LE PETIT GUIDE
DE LA
CURE DE RAISIN

Terre Vivante

REMERCIEMENTS

Terre Vivante remercie le Dr François Giraud, qui a participé activement à toutes les phases de l'enquête sur la cure de raisin et a bien voulu relire le manuscrit de ce livre. Terre Vivante remercie également toutes les personnes qui ont contribué à ce livre en acceptant de se plier aux exigences de l'enquête, et en faisant part du déroulement de leur cure et des résultats obtenus.

L'enquête de Terre Vivante sur la cure de raisin
et le travail de mise en forme de ce livre
ont été réalisés sous la direction de Claude Aubert.

Maquette de la couverture : Bernard Flageul.
Photo de la couverture : Pierre Hussenot/TOP
Mise en pages : Claude Steenhoute.
Photocomposition : Christophe Photocompo.
© Terre Vivante, Mens, France, 1991, 2002, 2003.
ISBN : 2-904-082-36-0
ISSN : 0296-7677
Tous droits de traduction, reproduction, adaptation
strictement réservés pour tous pays.

SOMMAIRE

Introduction

Sept heures du matin à Meran, au pied des Alpes italiennes. Sur le chemin qui mène à la Maison de cure aux coteaux proches, de petits groupes se dirigent vers les vignes pour y prendre leur premier repas de raisin de la journée : deux ou trois grappes cueillies et mangées sur place, encore luisantes de rosée. Dans la journée, on retrouve les mêmes promeneurs dans la campagne, munis d'un petit panier de raisin dans lequel ils picorent tout en flânant. A Meran, à Bad Dürkheim, à Vevey, à Odessa, et dans de nombreuses autres stations thermales, ces scènes ont fait partie, pendant un siècle, du paysage automnale. Il n'en reste aujourd'hui que le souvenir.

La cure de raisin, qui connut une vogue extraordinaire pendant la seconde moitié du XIXe siècle et le début du XXe siècle, aurait probablement sombré dans l'oubli si une infirmière sud-africaine — Johanna Brandt — ne l'avait redécouverte en 1925, et n'avait obtenu, grâce à elle, des guérisons spectaculaires. L'enquête effectuée par Terre Vivante(1) en 1989 et 1990, auprès de cinq cent personnes qui ont effectué une cure de raisin, a permis d'en préciser et d'en élargir le champ d'application.

Avec ses multiples variantes, la cure de raisin peut en effet avoir des objectifs très différents. Quant à son efficacité, elle dépend dans une large mesure de la manière dont elle est conduite. D'où l'utilité de ce guide, qui permettra à chacun de choisir «sa» cure et de l'effectuer dans les meilleures conditions.

---

(1) Terre Vivante est une association qui a principalement une activité d'édition. Elle publie une revue bimestrielle de jardinage biologique — «Les Quatre Saisons du jardinage» — et des livres sur le jardinage biologique, l'alimentation, la santé, l'écologie appliquée à la vie quotidienne.

CHAPITRE I

Johanna Brandt et la «découverte» de la cure de raisin

Il n'y a pas si longtemps, lorsqu'on voulait s'informer sur la cure de raisin, on disposait, en tout et pour tout, d'un seul ouvrage : celui de Johanna Brandt[2]. Mal construit, pas très bien écrit, mal diffusé, il avait tout pour rester confidentiel. Tout, sauf d'être resté pendant des décennies le seul à parler de la cure de raisin et de le faire avec un enthousiasme communicatif, en présentant des témoignages impressionnants.

Curieux destin que celui de Johanna Brandt. Née en 1876 en Afrique du Sud d'un père pasteur et d'une mère d'origine française, elle fait des études d'infirmière. Elle soigne bénévolement les blessés pendant la guerre des Boers, elle épouse un pasteur dont elle aura sept enfants. Très tôt, elle souffre de l'estomac et est atteinte d'une tumeur qui s'avéra cancéreuse. Elle ne sait pas trop, à cette époque, comment se soigner mais sa ligne de conduite est claire : «Mon plan d'action était soigneusement établi. Je ne permettrais rien qui puisse prolonger ma vie. Si j'avais effectivement un cancer, je ne prendrais aucun remède pour atténuer le mal. Pas d'injections, pas de drogues pour soulager la douleur. Et, en aucune circonstance, je n'aurais recours au bistouri du chirurgien.»

Johanna Brandt tombe un jour sur le livre d'Upton Sinclair intitulé «La cure de jeûne». Et elle se lance dans le jeûne à corps perdu. Une première tentative — pendant sept jours — ne donne pas de résultats. Qu'importe, elle recommence et devient une ardente propagandiste du jeûne. Cours, «suivis» de cure, conseils

(2) La cure de raisin, par Johanna Brandt, Ed. Dunant-Brandt, Genève.

par correspondance, elle déploie une intense activité. Elle-même multiplie les jeûnes, mais sans grand succès : «J'acquis une grand expérience et pus secourir bien des cas, mais je ne pouvais rien pour moi-même.» Elle résume ainsi sa lutte contre la maladie par le jeûne : «Ma lutte pour la vie dura neuf ans. Je jeûnai jusqu'à devenir un vrai squelette. Je jeûnai au-delà des limites de l'inanition, procédé peu ordinaire, consumant mes propres cellules dans l'espoir de voir disparaître la tumeur. Chaque fois que je jeûnais, la tumeur, en effet, cessait d'augmenter. Mais elle n'était pas détruite. Elle semblait reprendre vigueur, au contraire, dès que je recommençais à manger, parce que je ne prenais pas les aliments qui convenaient.»

En dépit des jeûnes, son état s'aggrave : «La tumeur progressait à travers le diaphragme, menaçait le cœur et le poumon gauche. Déjà, j'avais de la peine à respirer. Parfois même, je crachais du sang. Une nuit, en août 1920, je fus prise de vomissements et de diarrhée, accompagnés de douleurs intolérables. Vers le matin, je vomis une quantité de sang à demi digéré.

«Les choses devenaient graves. Je fis venir notre médecin de famille. Il m'ordonna de garder le lit pendant trois mois. Sous son contrôle, je jeûnai douze jours.

«Ce fut durant ce jeûne que je remarquai pour la première fois un symptôme de mauvais augure, la présence de sang digéré dans mes selles après un lavement. Et, fait plus déconcertant encore, je cessai de reprendre du poids après un jeûne, quand je recommençai à manger.

«Vers la fin de 1920, je jeûnai périodiquement, tantôt quatre, tantôt sept ou dix jours, et finalement, en décembre, trois semaines à la fois.

«Je n'ai rien dit ici de l'aspect mental de la guérison. Le sujet est trop vaste. C'est la part la plus saisissante de ma vie, mais je dois me contenter de dire que je devins super-consciente. J'avais des intuitions infaillibles et je pris l'habitude de me soumettre aux directives de ce moi intérieur, quelles qu'elles fussent.

«Tout ce jeûne provoqua pourtant une légère amélioration de mon état et je vécus ainsi toute l'année 1921. En novembre de cette année, mon docteur me persuada de me rendre à l'hôpital général de Johannesburg, pour me faire examiner aux rayons X. De nombreuses radiographies furent faites, et un chirurgien renommé

prononça son verdict : mon estomac était divisé en deux par une tumeur maligne fibreuse. Une opération immédiate fut conseillée comme le seul moyen de prolonger ma vie. Je refusai.
«Le célèbre médecin qui m'avait radiographiée fut très intéressé par mon attitude et m'invita, si j'étais encore en vie au bout de six mois, à revenir le voir.
«Encouragée par cette marque de sympathie, je jeûnai à nouveau trois semaines en décembre, buvant seulement de l'eau pure et restant couchée au soleil du matin. Lorsqu'au bout de six mois, je repassai aux rayons X, aucune trace de la tumeur n'était plus visible !»
Johanna Brandt continue malgré tout à souffrir de l'estomac jusqu'au jour où elle découvre la cure de raisin : «Les trois ans qui suivirent furent pour moi des années de grandes souffrances, mais je continuai à jeûner et à suivre alternativement divers régimes. En 1925, après un jeûne de sept jours, je découvris fortuitement un aliment — le raisin — qui eut pour effet miraculeux de me guérir complètement en six semaines.»
Johanna Brandt ne précise malheureusement pas, dans son livre, quels furent les problèmes de santé et en particulier d'estomac entre son jeûne de trois semaines et sa cure de raisin. Elle ne donne pas non plus de détails sur le déroulement de cette cure. On ne peut donc pas savoir quels rôles respectifs ont joué le jeûne et la cure de raisin dans sa guérison définitive.
En 1928, Johanna Brandt part pour les Etats-Unis où elle veut faire connaître les effets bénéfiques de la cure de raisin. Pendant des mois, elle essaie en vain d'intéresser les milieux médicaux et la presse. Finalement, une revue de naturopathie — l'«Evening Graphic» — publie le récit de son expérience.
Le courrier ne tarde pas à affluer, provenant surtout de cancéreux et d'autres malades abandonnés par la médecine.
Johanna Brandt se consacre alors aux très nombreux malades qui font appel à elle. Elle cite dans son livre de nombreux cas de guérison (voir chapitre XII), tout en insistant sur le fait que la cure de raisin — comme toutes les thérapies — a ses limites.

CHAPITRE II

Le témoignage de Basil Shackleton

Trente ans après Johanna Brandt, Basil Shackleton, — lui aussi sud-africain — découvre à son tour la cure de raisin et consacre un livre(3) au récit de son expérience.

Basil Shackleton souffrait depuis l'enfance de coliques néphrétiques. A vingt-quatre ans, il subit l'ablation d'un rein. Continuant à souffrir de l'autre rein et ayant fait — sans résultats — le tour des meilleurs spécialistes, il se tourne vers les médecines naturelles. En combinant des irrigations du côlon, des massages, des bains salés et un régime approprié, son état s'améliore considérablement. Après quelques années de relative stabilité, son état s'aggrave à nouveau. Un urologue en renom diagnostique un abcès de l'urètre et conseille vivement une intervention chirurgicale. Ne croyant plus en la médecine classique, Basil Shackleton décide de tenter l'aventure de la cure de raisin. Laissons-le raconter son expérience.

«Avant d'entreprendre la cure, je commençai par me peser. Mesurant un mètre quatre-vingts, mon poids idéal aurait dû être de soixante-quatorze kilos. Or le pèse-personne n'indiquait que soixante-cinq kilos environ, tout habillé. Je recensai ensuite tous mes symptômes.

«Mes yeux étaient gonflés et ma vision n'était jamais nette, même lorsque je portais des lunettes. Une névrite s'était installée à demeure dans mon bras droit. Mon rein me faisait beaucoup souffrir. Le côté gauche du gros intestin était douloureux. Mes oreilles présentaient une inflammation et me démangeaient. Le canal de l'uretère du côté droit — là où le rein avait été enlevé quelque trente années auparavant — était très sensible. J'avais des nausées et j'étais constipé depuis plusieurs jours.»

«J'ignorais alors tout de la manière de faire une cure de raisin et je n'avais aucun moyen de me renseigner. Je me fiai donc au bon

---

(3) La cure de raisin ou la santé retrouvée, par Basil Shackleton, Ed. Terre Vivante, 1988.

sens qui me disait que, si une maladie ne pouvait être identifiée et guérie grâce à des médicaments, la seule alternative consistait à se conformer au modèle de la nature — celui qu'utilisent les animaux et que l'on peut résumer ainsi : éliminer progressivement les toxines en jeûnant. C'est pour cette solution que j'aurais opté si le baron von Lieres ne m'avait parlé des guérisons par la cure de raisin.

«Après m'être pesé, j'achetai six kilos de raisin mûr et sucré. Je choisis deux variétés différentes, et je divisai les grappes en grappillons d'environ six grains chacun. Je les mis dans de l'eau chaude et les rinçai trois fois, car je savais que, comme presque tous les fruits, le raisin est traité avec des insecticides dangereux, dont le principe actif n'a pas toujours disparu au moment de la consommation. Je décidai de manger du raisin aussi souvent que j'en éprouverais le désir, à n'importe quelle heure du jour ou de la nuit, en mastiquant consciencieusement et en avalant la peau et le plus grand nombre possible de pépins.

«Il est capital d'aller à la selle au moins une fois par jour, puisque c'est surtout par les selles et l'urine que l'organisme élimine les déchets métaboliques. Je pensais, avec raison, que les peaux du fruit fourniraient les fibres nécessaires à la contraction des muscles du gros intestin et que les pépins étaient sans doute dotés de propriétés médicinales. Si les intestins ne fonctionnent pas de manière régulière, il est essentiel de recourir à un lavement à l'eau tiède ou à un suppositoire glycériné, qui agira au bout d'une dizaine de minutes.

«Je commençai donc à manger du raisin dans l'après-midi du premier jour, après avoir pris deux Calsalette[4] la veille au soir. Il est impératif de commencer le traitement alors que l'estomac et l'intestin sont vides. Je réussis à aller à la selle, et la douleur que je ressentais du côté gauche de l'intestin s'atténua considérablement. Je me réveillai à cinq heures le lendemain matin et mangeai à nouveau du raisin. Je souffris d'un mal de tête aigu et de nausées pendant toute la matinée. Je bus un demi-litre d'eau chaude pour dissoudre les toxines. Je me forçai à faire une promenade pieds nus sur la plage, où l'eau froide venait mourir sur

(4) Note de l'éditeur : laxatif pouvant être remplacé par du sulfate de magnésie (2 cuillères à café dans un verre d'eau à prendre le matin) ou par un lavement.

le sable fin ; celle-ci me revigora quelque peu. Des exercices respiratoires et des bains de soleil — cinq minutes d'exposition de chaque côté au départ, puis une minute supplémentaire, chaque jour complétaient mon programme. Après avoir regagné mon appartement, j'ai lu et je me suis relaxé, puis je suis allé m'allonger parce que je m'assoupissais. Tout au long de la journée, j'ai mangé du raisin et bu de l'eau chaude environ une heure après. Il est formellement déconseillé de boire pendant l'heure qui suit la consommation du fruit, faute de quoi l'eau se mélange aux substances actives du raisin, dont l'efficacité se trouve diminuée.

«Le premier jour, j'ai mangé deux kilos de raisin. Le lendemain, les symptômes réapparurent ; maux de tête et nausées étaient toujours assez forts. J'avais beaucoup de renvois. J'observai le même emploi du temps que la veille mais, dans l'après-midi, j'allai au cinéma pour combattre le seul inconvénient du traitement — l'ennui. Un inconvénient bien mineur comparé aux bénéfices obtenus !

«Le troisième jour, j'achetai du raisin à un vieux marchand grec et j'en fus largement récompensé. Je lui expliquai pourquoi j'avais besoin de baies vraiment mûres et sucrées et il me permit de choisir à l'étalage les grappes qui me convenaient. Il me parla ensuite incidemment d'une de ses connaissances, en Grèce, qui avait passé quarante ans dans un fauteuil en raison de rhumatismes chroniques et qui était parvenue à une guérison complète en ne se nourrissant que de raisin et de pastèque pendant un certain temps. Que d'encouragements m'apporta cette nouvelle ! Le troisième jour, mes symptômes s'améliorèrent légèrement, à l'exception des maux de tête — un signe évident, selon moi, que l'élimination s'effectuait d'abord par l'intermédiaire de la circulation sanguine, provoquant une irritation cérébrale. Mes intestins fonctionnaient bien, mais mes selles dégageaient une odeur âcre.

Dans l'après-midi, alors que, pour la première fois depuis bien des années, un sentiment de bien-être m'envahissait, je sentis monter en moi une force morale nouvelle. Le quatrième jour, je m'éveillai à cinq heures trente. Tous mes symptômes avaient pratiquement disparu, hormis un mal de tête persistant. J'allai me coucher à dix-huit heures trente, mon heure habituelle, me sentant très fatigué mais exempt de tout signe de faiblesse, et sans avoir envie de modifier mon alimentation.

«Au cours de la cure, les maux de tête varient considérablement en fonction de la quantité de toxines présentes dans le corps. Une personne très malade souffrira autant que moi. Une personne moins atteinte souffrira moins.. En général, les maux de tête ne se manifestent que pendant les deux premiers jours et, par la suite, de manière épisodique. En cas d'accumulation importante de toxines, ils pourront persister jusqu'au cinquième jour.
«Au cours de la cure de raisin, d'autres douleurs peuvent se manifester de manière tout à fait soudaine en diverses parties du corps, par exemple au niveau du cœur, du foie, des reins, voire des articulations. Elles indiquent que la maladie affectant cette région spécifique fait l'objet d'une attaque en règle de la part des substances actives du raisin associées aux pouvoirs naturels du sang de détruire les corps étrangers. Il ne faut donc en aucun cas s'inquiéter des maux et des douleurs, puisque l'état de santé général s'améliore chaque jour.
«Le cinquième jour de la cure, mes intestins refusèrent de fonctionner avant la mi-journée. Mes selles étaient dures, sèches, et leur odeur aigre. L'urine était claire mais concentrée, avec de petites quantités de paillettes blanchâtres. Mes yeux étaient encore gonflés, signe d'une concentration excessive de toxines. Je résolus de mâcher et d'avaler plus de pépins qu'à l'accoutumée, convaincu qu'ils joueraient un rôle laxatif. Mon inspiration s'avéra bénéfique, puisque le lendemain matin mes intestins fonctionnèrent normalement.
«Le sixième jour, mes yeux désenflèrent quelque peu. L'urine était claire et son odeur était moins forte. Je ressentais une faiblesse musculaire généralisée et n'avais pas envie de sortir. Je me contraignis à respecter mon emploi du temps quotidien. En me pesant dans l'après-midi, je découvris que j'avais perdu un kilo et demi en six jours. Il devait en être ainsi chaque semaine. Le lecteur se souviendra que je n'avais guère de poids à perdre. Du septième au dix-septième jour, je m'en tins à ma discipline quotidienne. Je mangeais entre deux et deux kilos et demi de raisin tous les jours, et je buvais environ un litre et demi d'eau. J'allais à la selle régulièrement. L'odeur variait légèrement d'un jour à l'autre, ainsi que mes symptômes. Certains jours, je ne ressentais aucune douleur ; d'autres, une légère gêne au niveau du rein. J'en déduisis que les substances du raisin s'attaquaient maintenant à cet organe. J'avais raison ! Tandis que mon sang, saturé des principes actifs du fruit,

débarrassait mon organisme des poisons qui s'y étaient accumulés, je ressentais des douleurs, des nausées et une certaine léthargie. C'est la raison pour laquelle de telles réactions physiques doivent être accueillies avec joie. Je n'insisterai jamais assez sur ce point.
«A aucun moment je n'éprouvai l'envie de consommer d'autres aliments ni ne remarquai aucun signe de faiblesse physique véritable. Mon énergie augmentait même de jour en jour — beaucoup plus qu'avec un régime alimentaire ordinaire. C'est l'une des caractéristiques les plus importantes de la cure. Dès que l'organisme est débarrassé de la plupart de ses déchets, l'énergie atteint un niveau inconnu jusqu'alors. Je répète que le seul obstacle est l'ennui, mais si vous êtes convaincu des bienfaits de la cure, vous n'éprouverez aucune difficulté à le surmonter.
«Du dix-huitième jour au vingt-deuxième jour du traitement, mon état général s'améliora considérablement mais, dans chaque échantillon d'urine, il y avait une quantité de plus en plus importante de petites paillettes blanchâtres. Mon rein devenait de plus en plus sensible. Je ne ressentais ni douleur ni pression aiguë — seulement une sensation de «malaise» interne.
«Puis vint le vingt-troisième jour — celui du miracle !
«Je m'éveillai à six heures trente. J'étais frais et dispos et tout paraissait normal. Mon rein était indolore. Mon bras ne me faisait plus souffrir. Je n'avais plus mal à la tête. Je n'avais plus de problèmes intestinaux, et mes selles ne dégageaient plus d'odeur nauséabonde. Pour la première fois cependant, mon urine était très trouble et les paillettes y étaient de plus en plus nombreuses. La veille, j'avais cessé de boire de l'eau. Le volume de mes urines avait augmenté. A huit heures, j'avais pris mon habituel bain chaud. Quelques minutes auparavant, j'avais ressenti une vive sensation de brûlure à l'extrémité du pénis, alors que je n'avais uriné que quelques gouttes. Voilà qui était inhabituel ! Puis, trois petits morceaux de peau décolorée apparurent dans l'urine.
«A dix heures j'eus une très grave crise de coliques néphrétiques — semblable à celles que j'avais connues bien des années auparavant au début de ma maladie, quand de petits calculs passaient du rein à la vessie en descendant l'uretère.
Seuls ceux qui ont souffert de coliques néphrétiques connaissent l'enfer que l'on vit durant ces crises, quand la douleur aiguë part du rein, se propage le long de l'uretère jusqu'aux testicules, acca-

blant ainsi le malade pendant plusieurs heures. Je ne pouvais rien faire ! Le lecteur comprendra que la peur se soit emparée de moi, mais je me ressaisis et restai confiant. Bien m'en prit, car, avant d'avoir eu le temps de réfléchir, je sentis le miracle s'accomplir ! Auparavant, j'avais bu à grands traits de l'eau chaude pour éliminer l'acidité, que j'estimais responsable de la sensation de brûlure au niveau du pénis, et j'eus à nouveau envie d'uriner. Ce fut un véritable supplice, comme si j'urinais de l'acide pur ! Je remarquai dans mon urine un dépôt visqueux, sanguinolent et sombre et de nombreux lambeaux de ce qui semblait être une substance membraneuse tachée de sang. Ma peur se fit encore plus vive. J'étais seul et je souffrais le martyre. Je savais que les sédatifs étaient à proscrire et je me demandais de quel mal interne j'étais victime. Devais-je faire appel à un médecin ? De quelle manière endurerais-je cette insupportable agonie ? La vérité s'imposa soudain à moi. Il était maintenant évident que l'abcès qui affectait mon rein avait percé — et que tous mes problèmes étaient terminés.

«Cet après-midi là, je montrai un échantillon de mon urine à un éminent pathologiste du Cap qui confirma mon hypothèse. Cet homme, l'un des plus charmants que j'aie jamais rencontrés dans le milieu médical, ne tarda pas à comprendre ma situation et l'objectif de la cure de raisin, mais il me prévint que j'étais gravement malade et que je ferais bien de rentrer en clinique pour qu'il puisse me soigner. Je me trouvais face à un dilemme et j'avais besoin de temps pour réfléchir. En mon for intérieur, je ne souhaitais pas repousser l'aide d'un homme sincère et hautement qualifié, mais, en me rangeant à son avis, ne risquais-je pas de compromettre l'ensemble de l'expérience ? J'étais, en effet, sérieusement malade. Les troubles dont j'avais souffert le matin même n'étaient-ils pas comparables aux effets secondaires d'une intervention chirurgicale grave ? J'étais convaincu depuis le début du traitement qu'un processus très précis d'élimination était à l'œuvre et qu'il entraînait une amélioration quotidienne de mon état de santé. Par ailleurs, le régime n'avait-il pas fait disparaître un abcès, voire dissous un calcul, alors que les médicaments étaient demeurés sans effet ? Je conclus en toute logique que les substances contenues dans le raisin cicatriseraient la plaie laissée par la disparition de l'abcès.

«Je songeai alors aux tout débuts de ma maladie, à ma vie faite de souffrances et de frustrations, à ses conséquences et à ses inconvénients et, en définitive, à l'impuissance de la médecine à me guérir. Je pensais qu'aucune complication ne surviendrait si je prenais les précautions qui s'imposaient.

«Je remerciai donc mon nouvel ami de son intérêt et de sa gentillesse et lui expliquai que ma confiance dans les qualités curatives du raisin était telle que j'avais décidé de rentrer chez moi et de poursuivre une cure, même si cela devait me conduire à la tombe ! Ma résolution était inébranlable. Il était essentiel de n'accepter aucune aide extérieure — pour que mon expérience présente quelque valeur pour moi-même et pour mes semblables.

«Je ne modifiai pas mon régime et, une semaine plus tard, je n'avais enregistré aucune complication et je me sentais en pleine forme. J'avais rajeuni de vingt ans et j'étais débordant de vitalité. L'irritation et le découragement qui m'étaient familiers depuis tant d'années avaient tout à fait disparu. Me mettre en colère me paraissait une chose tout à fait impossible. Tous mes symptômes d'avant le traitement s'étaient évanouis. J'étais capable de lire un journal sans porter de lunettes. Mon énergie était telle qu'il me fallait jouer au golf deux fois par semaine. Qui plus est, je n'éprouvais plus le besoin de fumer ou de boire, et ce besoin ne s'est plus jamais manifesté depuis.

«Quelques jours après ma guérison, je reçus les résultats de l'analyse d'urine. Ils indiquaient la présence de nombreux globules rouges et blancs, d'un certain nombre de cellules épithéliales ainsi que d'un grand nombre de bactéries — colibacilles et bacilles pyocyaniques — qui, d'après des tests effectués in vitro, s'avérèrent résistants à tous les antibiotiques à l'exception de la néomycine 3 000. A ce stade, il convient d'observer un phénomène très important. Bien que ces bactéries aient résisté à tous les antibiotiques sauf un, la cure de raisin a triomphé de l'infection rénale, fait remarquable dont les chercheurs en médecine devraient se souvenir.

«Le 23 juillet 1957 — quatre mois après la fin de ma cure — je reçus les résultats d'une autre analyse d'urine. Ils mentionnaient la présence de quelques cellules épithéliales et de globules blancs, ainsi que d'une quantité raisonnable de phosphates amorphes. Ni globules rouges ni calculs n'étaient visibles — et la culture était stérile. La guérison était totale !»

CHAPITRE III

L'étonnante vogue de la cure de raisin au XIXe siècle

Dans l'histoire des médecines naturelles, celle de la cure de raisin constitue un cas unique.

Le nom de cette cure nous est familier — grâce notamment au livre de Johanna Brandt, les livres récents d'alimentation et de médecine naturelle la citent à peine et aucune maison de cure n'en fait actuellement sa spécialité. Rien d'étonnant à cela, pourrait-on rétorquer, puisque Johanna Brandt n'a jamais travaillé en Europe et n'y est connue que par son livre qui donne, somme toute, fort peu d'indications pratiques.

Une chose est certaine, cependant : Johanna Brandt n'a pas «inventé» la cure de raisin et d'ailleurs elle cite plusieurs extraits d'encyclopédies médicales du début du siècle qui non seulement mentionnent la cure de raisin, mais encore laissent entendre qu'elle était alors couramment pratiquée. Effectivement, une bonne vingtaine de livres et de brochures consacrés à la cure de raisin ont été publiés entre 1840 et 1935. En français, en allemand, en italien, en russe. Les plus intéressants datent de la seconde moitié du XIXe siècle. Trois seulement sont postérieures à 1910, et ils n'apportent pas grand-chose de nouveau.

Dans toute l'Europe... sauf en France !

Dans un petit livre publié en 1908[5], le Dr F. Rey et A. Dautry font le point de la situation au début du siècle.

«La cure aux raisins, Cura dell'Uva en Italie, Traubenkur chez les allemands, jouit d'une grande vogue en Suisse et en Allemagne. Des stations prospères s'y sont créées depuis quelques années, où l'on trouve le même bien-être, le même confort que dans nos

(5) Le raisin et le jus de raisin, leur valeur alimentaire et thérapeutique, dr F. Rey et A. Dautry.

meilleures stations thermo-minérales. Parmi les plus connues, nous citerons en Allemagne : Dürkheim en Bavière près de Neustadt et Mannheim sur la rive gauche du Rhin ; Gleisweiller près de Landau ; Bad Kreuznach, Boppard, Bingen, Rüdesheim, Saint-Goard, et enfin tous les coteaux situés entre Coblence et Mayence. Sur les frontières de Saxe, en Silésie, nous trouvons la station de Grauberg.

«En Suisse nous avons : Montreux, Vevey, Veytaux où l'on peut faire une cure climatérique sur les bords du lac Léman tout en suivant une cure aux raisins.»

«En Russie, Dmitrijew (1880) et Weber (1896), vantent fort la cure aux raisins de Yalta dans le sud de la Crimée, et Mochtkoski fait en 1887 une étude complète sur la station d'Odessa qui jouit, en ce moment, d'une réputation bien méritée.

«Dans notre beau pays de France, nous n'avons pas encore su mettre à profit les ressources inépuisables que la nature, toujours généreuse, a mises à notre disposition. Nous possédons cependant, dans des sites parfois merveilleux, les plus beaux vignobles du monde et nos cépages n'ont rien à envier, comme variété et comme goût, à ceux de l'autre côté de la frontière. Comme toujours, la routine nous fait aller chercher à l'étranger ce que nous avons à notre portée, et nos voisins pratiques et habiles ont pu détourner à leur avantage une clientèle que nous ne savons pas retenir chez nous.»

En 1860, le Dr Herpin, auteur du plus volumineux ouvrage sur la cure de raisin que nous connaissions(6), citait déjà la plupart de ces lieux et ajoutait : «Le nombre des malades qui arrivent dans ces localités, tant de la Russie, de la Pologne, de l'Allemagne, que de l'Angleterre et même de l'Amérique, pour y faire la cure aux raisins, est très considérable. J'ai vu, à Dürkheim, des tables d'hôtes de quatre-vingts à cent couverts.»

La cure de raisin était également très pratiquée dans le Trentin et dans le Haut-Adige (Italie). Selon le Dr Buttner, auteur d'une thèse sur la cure de raisin(7), «dans le Trentin, avant la guerre(8), le nombre de malades qui prenaient la cure de raisin était estimé à 200.000 par an.»

---

(6) Le Dr Herpin, Du raisin considéré comme médicament.
(7) Dr J.L. Buttner, Le jus de raisin frais, sa valeur hygiénique et thérapeutique.
(8) La première guerre mondiale.

De lointaines origines

Les vertus du raisin étaient mentionnées dès l'Antiquité, notamment par Dioscoride, Pline et Galien. Au XVIe siècle, Rabelais écrit : «C'est viande céleste, manger à déjeuner raisin avec fouace fraîche pour ceux qui sont constipés du ventre.» Mais il semble qu'aucun médecin, avant le XVIIIe siècle, n'ait recommandé la cure de raisin proprement dite. Le premier à l'avoir fait — à notre connaissance — fut un professeur de médecine de la fin du XVIIIe siècle, Desbois de Rochefort, qui écrivait en 1789 : «Le raisin est, d'après l'expérience de beaucoup de praticiens et la mienne propre, le meilleur fondant de la bile. Il est très bon dans les engorgements des viscères abdominaux, les jaunisses très rebelles, la fièvre quarte avec engorgement du bas-ventre, surtout dans la maladie noire, l'hypocondrie et les maladies cutanées, car c'est un excellent dépuratif ; mais il ne faut pas le donner à légère dose, il faut en faire son unique nourriture, en manger dix, douze, quinze livres par jour.»

La première publication sur la cure de raisin mentionnée dans les bibliographies date de 1840. Il est probable qu'à cette époque les exceptionnelles vertus thérapeutiques du raisin étaient déjà bien connues du «peuple», mais que la médecine officielle n'en faisait pas grand cas. La manière dont le Dr F. Rey et A. Dautry commencent leur livre est révélatrice : «Dès le début de notre carrière médicale, nous avons souvent entendu répéter cette phrase qui nous paraissait, au commencement, singulière : «Pourvu que le malade puisse arriver jusqu'aux raisins !».

«Depuis, on nous l'a reproduite bien des fois, et presque toujours il s'agit de ces malheureux chroniques qui vont, viennent, d'un médecin à un autre, traînant une existence lamentable, et menant une vie empoisonnée par d'interminables souffrances.

«Habitant un pays de vignobles, nous étions particulièrement bien placés pour suivre de près ces malades qui, après avoir essayé, sans grand profit, tous les moyens de la thérapeutique active, escomptaient, de guerre lasse, les heureux effets d'une cure aux raisins.

«Nous avons été surpris, dans bien des cas, de voir combien la croyance populaire avait eu raison de compter sur elle, car, nous devons l'avouer en toute franchise, nous avons assisté plusieurs fois à de véritables résurrections. (...)

L'ÉTONNANTE VOGUE DE LA CURE DE RAISIN AU XIXe SIÈCLE

«A notre avis, le médecin a tort de négliger, de parti-pris, certaines médications naturelles, empiriques, basées sur la croyance populaire. Il peut trouver souvent, dans ce qu'il appelle, avec dédain, «remède de bonne femme», des moyens précieux pour arriver à la guérison de maladies aiguës ou chroniques qu'il avait considérées jusque-là comme incurables ou irréductibles.»

Rien de nouveau sous le soleil !

La grande époque de la cure de raisin dura au moins trois quarts de siècle, des années 1840 à la Première Guerre mondiale.

A Meran, dans le Nord de l'Italie, non loin de la frontière autrichienne, la tradition de la «cura d'uva» s'est perpétuée jusqu'à aujourd'hui, mais si déformée qu'elle n'a plus qu'une lointaine parenté avec celle préconisée par Desbois de Rochefort en 1789. Pour ce dernier, il faut faire du raisin «son unique nourriture», et en manger «dix, douze, quinze livres par jour». Le texte de présentation de la cure de raisin distribué de nos jours par l'office de tourisme de Meran dit exactement le contraire : «Faire une cure de raisin ne veut pas dire, comme on le pense souvent à tort, se nourrir exclusivement de raisin, mais l'intégrer dans un régime diététique.(...) La quantité journalière sera comprise entre 300 g et 1 kg.»

Ces deux positions extrêmes illustrent bien l'évolution — en deux siècles — de la cure de raisin telle qu'elle était pratiquée sur le pourtour des Alpes.

Il s'est en effet produit un glissement vers des modalités de moins en moins strictes. Considérée au départ comme une véritable thérapie obéissant à des règles précises, la cure de raisin s'est peu à peu coulée dans le moule des cures thermales, qui, dans la bonne société du XIXe siècle, étaient devenues plus une habitude — voire une mode — qu'une thérapie : on allait «aux eaux», et on en profitait éventuellement pour faire une cure de raisin, mais il ne fallait pas que cela demande trop de sacrifices !

Comment expliquer que, de nos jours, la cure de raisin ne soit plus du tout pratiquée — du moins à notre connaissance — dans aucune des villes d'eau où elle avait connu un si grand succès ? Les vertus thérapeutiques du raisin, soulignées par des médecins éminents et attestées par de nombreux témoignages, ne sont pas en cause. Il faut donc chercher l'origine du déclin ailleurs, sans doute dans une conjonction de facteurs qui sont apparus à la fin du XIXe siècle et au début du XXe siècle :

- les premiers succès de la médecine moderne, qui ont largement contribué à l'abandon des thérapies naturelles ;
- l'amélioration des transports, qui rendait inutile un séjour sur les lieux de production pour faire une cure de raisin ; cela aurait pu faciliter la pratique de ces cures, chacun pouvant la faire chez soi, mais il manquait la mise en condition et l'encadrement médical d'une cure effectuée dans une station thermale ;
- la généralisation des traitements pesticides sur la vigne avec des produits dont les résidus diminuaient certainement l'efficacité de la cure et pouvaient même provoquer des intoxications ;
- le glissement (déjà évoqué) vers des cures de moins en moins strictes, et donc de moins en moins efficaces ;
- la désaffection vis-à-vis des cures thermales en général.

Des cures peu orthodoxes

Les ouvrages du XIXe siècle parlent, les uns de «cure *de* raisin», les autres de «cures *aux* raisins». Détail non dénué d'importance puisqu'en effet, dans bon nombre de cures, le raisin n'était pas l'unique nourriture.
Dans la plupart des cas, on continuait—en plus de la consommation du raisin—à faire deux, voire trois, repas par jour, généralement légers. Chaque médecin, chaque centre de cure avait sa méthode. Le régime dépendait aussi de la nature et de la gravité de la maladie. Voici, selon le Dr Carrière[(9)], comment devait se dérouler une journée de cure : «La cure consiste à faire, plusieurs fois par jour, des repas uniquement composés de raisin. Ces repas, ajoutés aux autres, donnent pour la journée une somme de produits assez grande pour satisfaire les sujets le plus en appétit. On commence par une livre, et, progressivement, on augmente jusqu'à deux, trois et même six ou huit, limite à laquelle on s'arrête le plus ordinairement; il y en a peu qui en consomment de plus grandes quantités.
«Il importe de prendre la première portion de grand matin, non pas chez soi, mais dans la vigne, lorsque le soleil n'a pas encore essuyé l'humidité qui baigne la grappe et que le fruit est dans toute sa fraîcheur. Cette recommandation ne s'adresse pas aux phtisiques. Le repas matinal dans la vigne, sous le brouillard des pre-

(9) Dr Carrière, La cure de petit lait et de raisin, 1860.

mières lueurs du jour, lorsque la température est encore basse et le vent frais, ne convient qu'aux organisations ou aux dyscrasies auxquelles le mouvement à l'air libre, à l'air oxygéné, est nécessaire pour activer la circulation, pour soustraire l'organisme à l'inertie qui pèse sur lui. Le premier repas doit être le plus abondant. L'estomac est vide, et il peut recevoir plus d'aliments que pendant le cours de la journée. Les autres repas de raisin doivent être réglés de manière à ce que les doses de fruit soient à peu près égales. La promenade matinale doit durer jusqu'au moment du déjeuner au pain et à l'eau, qui a lieu deux heures après. Si le temps n'est pas propice pour le mouvement à ciel ouvert, on trouve, dans toutes les stations de cure, des promenoirs élégants, élevés pour protéger les consommateurs contre les intempéries assez fréquentes en général, surtout dans les climats de montagnes. Le second repas de raisin se prend avant le dîner, qui a lieu vers deux heures de l'après-midi ; le troisième, vers quatre ou cinq heures du soir ; le dernier, enfin, peu d'instants avant de se coucher et presque à la suite de la collation qui termine la journée. On recommence ainsi régulièrement pendant cinq ou six semaines, non pas jusqu'au moment où les froids sont assez vifs pour faire abandonner les stations, mais jusqu'à celui où la vendange a complètement dépouillé les cépages.»

Le Dr Carrière précise les aliments déconseillés pendant la cure : les matières grasses, le lait, les fruits secs, les radis, les choux, les pommes de terre (ces dernières sont tolérées si elles sont «bien assaisonnées et bien cuites»). Le pain doit être léger (le pain de seigle complet est déconseillé). Pour les repas de midi, les médecins du siècle dernier sont plus libéraux. Certains admettent la volaille, le veau et même le gibier. Ils excluent par contre les poissons gras et les huîtres. Les légumes verts cuits sont non seulement tolérés mais conseillés. Selon le Dr Carrière «toute espèce de vin est frappé de proscription».

Les cures étaient «toujours accompagnées de repos concernant les occupations habituelles, d'exercice modéré au grand air et de tranquillité d'esprit», comme le précise le Dr Buttner. Les puristes — Johanna Brandt en tête — ont beau dire qu'il ne s'agit pas de véritables cures de raisins, elles n'en étaient pas moins efficaces contre de nombreuses maladies, ce qui explique leur succès.

Le champ d'application de la cure de raisin était, à cette époque, extrêmement vaste, et sensiblement différent de celui indiqué par Johanna Brandt. La cure était surtout utilisée pour soigner :
1) les maladies du tube digestif, de l'appareil urinaire et du foie,
2) les rhumatismes,
3) certaines maladies infectieuses (notamment la tuberculose et la typhoïde).

Par contre, elle n'était pas considérée comme un remède contre le cancer.

Entre les deux guerres, quelques médecins tentèrent de populariser cette cure en France et une Fédération des stations uvales, qui regroupait treize stations[10], fut créée.
On vit apparaître sur le marché des «presse-raisin», sortes de presse-citron modifiés. «Pour la cure de raisin chez soi, le presse-raisin UVA est en vente partout» disait la publicité consacrée à l'un de ces appareils.
La cure de raisin eut même la bénédiction de l'Académie de médecine. Dans le bulletin du 14 mars 1933 de cette Académie on peut lire, sous la signature du Professeur Marcel Labbé : «L'an dernier, un effort a été fait pour organiser en diverses provinces des cures uvales. Je ne sais si celles-ci ont été très suivies, mais elle méritent de l'être et l'Académie peut les recommander, car elles représentent une cure très efficace contre diverses maladies : la constipation, certaines diarrhées, les congestions hépatiques, la lithiase biliaire, la goutte, bien des affections de la peau et en général tous les états pathologiques groupés sous le vocable regrettable mais très répandu d'arthritisme.»
Cela n'empêcha pas le déclin des établissements où l'on pratiquait la cure de raisin, déclin qui alla de pair avec celui des stations thermales.
Quant aux stations uvales créées en France entre les deux guerres, elles ont peu à peu disparu. Dans les années soixante, on pouvait encore, à la saison des vendanges, se faire servir du jus de raisin fraîchement pressé à la station uvale de Montpellier. Tandis que dans le reste de la France on distribuait du lait aux écoliers — c'était l'époque de Pierre Mendès-France — à Montpellier les enfants avaient droit, pour leur goûter, à un berlingot de raisiné, jus de raisin concentré.

(10) Celles d'Avignon, de Béziers, de Colmar, de Fontainebleau, de Lamalou-les-Bains, du Thor, de Moissac, de Montpellier, de Nîmes, de Prayssac, de Port-Sainte-Marie, de Tarascon et de Tours.

CHAPITRE IV

L'enquête de Terre Vivante

La plupart des témoignages sur la cure de raisin dont nous disposions jusqu'à maintenant sont anciens et concernent des personnes atteintes de maladies graves.
Cette cure est-elle seulement une thérapie de la dernière chance, destinée aux malades abandonnés par la médecine classique, ou peut-elle être bénéfique à chacun de nous, bien portants ou «petits» malades ? Est-elle, par exemple, en mesure de renforcer notre résistance aux maladies, d'augmenter notre dynamisme, de guérir un rhume ou une grippe ?
A Terre Vivante, nous nous posions toutes ces questions, sans y trouver de réponses dans les livres que nous venons d'évoquer. Nous savions bien que tel de nos amis s'était senti «régénéré» après une cure de raisin de trois semaines. Que tel autre avait perdu dix kilos en moins d'un mois et s'était débarrassé du même coup de quelques mauvaises habitudes alimentaires bien enracinées. Mais peut-être s'agissait-il de cas exceptionnels. Nous voulions en avoir le cœur net. Nous avons donc fait aux lecteurs des «Quatre Saisons du jardinage»(11) la proposition suivante : «Si vous avez envie de faire une cure de raisin, et de nous dire comment elle s'est passé et quels effets elle a eu sur vous, écrivez-nous».
Cinq cents lectrices et lecteurs de la revue — trois cents en 1989 et deux cents en 1990 — ont répondu à notre appel.

Une équipe de médecins, un questionnaire, des analyses

Sans prétendre à la rigueur d'une étude scientifique, l'enquête de Terre Vivante a été conçue et menée de manière à en tirer le maximum d'informations objectives. Comme il était évidemment exclu de faire courir le moindre risque aux «curistes», il leur a été très vivement conseillé :

(11) Revue de jardinage biologique et d'écologie pratique publiée par Terre Vivante.

1) d'être suivis par un médecin pour des cures d'une durée supérieure à une semaine,
2) de ne pas faire de cure s'ils étaient atteints d'une maladie grave.

Cette seconde recommandation peut surprendre, les pionniers présentant précisément la cure de raisin comme un moyen de guérir de telles maladies. Mais plus aucun médecin, de nos jours, n'a une bonne expérience de cette cure et n'est en mesure de fixer les limites de son efficacité thérapeutique. Si donc une personne atteinte — par exemple — d'un cancer ou du sida décide d'entreprendre une cure de raisin, cette décision doit rester la sienne et nul n'est en droit de l'inciter à la prendre.
L'ensemble de l'enquête a été conduit en collaboration avec un petit groupe de médecins, qui a participé à l'élaboration du questionnaire et à l'interprétation des résultats. Chaque médecin du groupe a également suivi personnellement un certain nombre de curistes.
Le questionnaire portait à la fois sur les habitudes alimentaires et l'état de santé de la personne avant la cure, sur les problèmes survenus pendant cette dernière et sur ses effets. Les personnes participant à l'enquête de Terre Vivante étaient invitées à faire, avant et après la cure, une série d'analyses biologiques (cholestérol, triglycérides, urée, acide urique, glycémie, formule sanguine, vitesse de sédimentation).
Chaque curiste reçut également une feuille de conseils pratiques sur la manière de pratiquer la cure. Nous avons opté pour la cure totale (raisin à l'exclusion de toute autre nourriture), telle qu'elle est préconisée par Johanna Brandt.
Six mois après la cure, un questionnaire complémentaire a été envoyé à un certain nombre de curistes afin de déterminer si les résultats obtenus étaient durables.

Des motivations inattendues

Les raisons qui ont poussé cinq cents lecteurs des «Quatre Saisons du jardinage» à entreprendre cette cure sont très variables. Celle invoquée le plus fréquemment — et de loin — est la désintoxication de l'organisme. Pour beaucoup, la cure est une occasion pour opérer un «grand nettoyage» et pour éliminer les toxines accumulées au fil des ans, et en particulier celles apportées par une alimentation trop riche ou polluée.

Seconde motivation, que l'on n'attendait pas si bien placée : la curiosité. Ne manger que du raisin pendant une, deux ou trois semaines pour voir ce qui va se passer, comment on va le supporter psychologiquement, comment le corps va réagir. Une application concrète du «connais-toi toi-même» de la sagesse antique.
Troisième motivation : éliminer les kilos superflus. Comme nous le verrons au chapitre VI, la cure de raisin s'avère en effet une technique d'amaigrissement très efficace.
Et puis, une multitude de motivations spécifiques, liées aux problèmes de santé de chacun.

De tous âges et de toutes origines

Impossible de tracer un portrait du curiste type. Tous les âges et tous les milieux sociaux sont représentés. L'échantillon reflète bien entendu le lectorat des «Quatre Saisons du jardinage», mais il est loin d'en constituer une image fidèle. Quelques-unes de ses caractéristiques méritent d'être signalées :
- l'âge des curistes varie de 25 à 75 ans ;
- les femmes sont nettement plus nombreuses que les hommes (deux femmes pour un homme) ;
- environ la moitié des curistes ont une alimentation à dominante végétarienne ;
- 15% des curistes avaient déjà effectué une cure de raisin ou un jeûne ;
- sur le plan socio-professionnel, les classes moyennes sont les plus représentées ;
- 90% des curistes ont déclaré vouloir refaire une cure de raisin l'année suivante, même si celle qu'ils venaient d'effectuer n'avait pas donné les résultats escomptés.

Les résultats de l'enquête de Terre Vivante forment la matière des trois chapitres suivants. Ils confirment pleinement que, lorsqu'elle est bien menée, la cure de raisin est à la fois facile à faire et bénéfique à presque tous ceux qui en font l'expérience, qu'ils aient ou non des problèmes de santé.

CHAPITRE V

Une cure de remise en forme

Les établissements spécialisés dans la remise en forme des cadres surmenés leur offrent — manière de parler, car ils se font payer fort cher — toute une panoplie de techniques destinées à gommer les effets de la fatigue et du stress. On y trouve pêle-mêle un régime alimentaire «adapté à chaque cas», un programme d'exercices physiques, la relaxation, le drainage lymphatique, des massages de toutes sortes, des bains à remous, du yoga, etc. Et si la cure de raisin permettait, sans bourse délier et sans abandonner ses occupations, de parvenir au même résultat ?

Le corps revitalisé

«Super-forme», «tonus extraordinaire», «dynamisme», «euphorie», «bien-être», ces mots reviennent souvent sous la plume de ceux qui racontent leurs impressions pendant et après une cure de raisin. Il y a, bien sûr, des exceptions, sur lesquelles nous reviendrons. Mais 90% des personnes qui, avant la cure, se plaignaient de fatigue, ont constaté une amélioration, souvent spectaculaire, de leur état. Amélioration d'autant plus nette que la cure est plus longue. En voici quelques exemples.

«Fatigue intense les premiers jours, puis chaque matin l'impression des ailes qui poussent et de la joie de vivre.» (Ch. Ch.)
«Etat physique et psychologique formidable. Même mon entourage s'est rendu compte de ma forme excellente ; il paraît que j'étais moins nerveuse, et surtout mes «traits tirés» avaient complètement disparu.» (V. R.)
«Malgré la poursuite normale de mon travail (maraîcher), je n'ai ressenti aucune fatigue, à part quelques légers «coups de pompe» de quelques minutes. Impression de mieux-être et de légèreté. Trois semaines après la cure, j'ai toujours l'impression d'une meilleure forme et d'un plus grand dynamisme.» (P.)
«Des problèmes d'irritabilité les deux premiers jours. Ensuite une super forme physique et psychique.» (J. S.)

«Maux de tête le premier jour de jeûne, en fin de journée ; aucun problème ensuite. Pleine forme sauf essoufflement en montant les escaliers ou si efforts soutenus. Très bon état psychologique. Détendue, pleine de tonus dans vie professionnelle ou familiale. Meilleure concentration intellectuelle.» (M. B.)
«Cure très bien vécue : dynamisme, légèreté (tout me semblait simple), clarté d'esprit et de teint. Plaisir à ne manger que du raisin. Du mal à décider d'arrêter au bout de douze jours.» (L. D.)
Cette impression de bien-être et de grande forme met un certain temps à s'installer : deux ou trois jours chez certains, jusqu'à deux semaines chez d'autres. Elle se prolonge longtemps après la reprise alimentaire à condition que celle-ci soit bien faite, et que l'on ne retombe pas immédiatement dans ses mauvaises habitudes.

Un remède à nos petits maux quotidiens

En dehors des états pathologiques — dont nous parlerons plus loin —, notre vie est bien souvent empoisonnée par de petits maux apparemment sans gravité, mais aux conséquences insoupçonnées. La cure de raisin s'avère souvent efficace contre eux.

Constipation

La constipation n'est pas considérée comme une maladie. Sans doute à tort, car elle provoque une véritable auto-intoxication de l'organisme. Les médecins du moyen-âge — dont les connaissances étaient beaucoup plus avancées qu'on ne le pense généralement — ne parlaient guère de constipation ; à l'époque, le problème ne se posait guère, l'alimentation étant suffisamment riche en fibres. Ils insistaient par contre lourdement sur un précepte de vie saine que l'on ne retrouve dans aucun ouvrage moderne : lorsque le besoin de vider l'intestin s'en fait sentir, il ne faut surtout pas attendre. Certains ajoutaient que — quoi qu'en disent les règles de la bienséance — retenir un pet était, de même, vivement déconseillé !
Rappelons à cette occasion qu'il est indispensable, si l'on veut rester en bonne santé, d'aller à la selle au moins une fois par jour. De nombreux spécialistes disent même que l'idéal serait d'y aller deux ou trois fois par jour.
La cure de raisin n'est pas l'arme absolue contre la constipation. Cependant, dans l'enquête menée par Terre Vivante, 70% des

personnes constipées ont constaté, pendant et après la cure, une amélioration de leur transit intestinal. Amélioration qui se prolongeait plus longtemps si la cure était suivie d'une modification des habitudes alimentaires.

Pour les autres problèmes digestifs et intestinaux (coliques, gaz, ballonnements, diarrhées, lourdeurs d'estomac), le taux d'amélioration atteint 77%.

Selon le Dr Rey, «c'est dans la constipation que nous trouvons la principale indication du jus de raisin. Il régularise les fonctions naturelles par son action déconstipante, laxative, décongestionnante et même désinfectante. Sous son influence, le ventre devient libre, les selles se régularisent sans diarrhée.»

Insomnies

«Cela fait des années que je n'avais pas aussi bien dormi.»

Les observations de ce genre reviennent fréquemment chez ceux qui ont fait l'expérience de la cure de raisin. Que l'on dorme mieux pendant la cure, rien de plus naturel : le tube digestif — et avec lui tout l'organisme — est presque au repos, on est moins stressé, on ne prend plus d'excitants. Mais l'amélioration du sommeil se poursuit bien au-delà de la reprise alimentaire.

Quelques curistes se sont plaints du phénomène inverse : ils ont eu des insomnies pendant la ou les semaines qui ont suivi la cure. La cause était presque toujours une reprise mal faite.

Problèmes de peau

Comme l'intestin, la peau est un baromètre de notre santé. C'est aussi (avec l'intestin, les voies urinaires et les voies respiratoires) une des quatre voies d'élimination des toxines dont dispose notre organisme. Absorbant moins de substances «encrassantes» ou toxiques (il ne reste que les polluants de l'air, de l'eau et du raisin s'il a été traité), nous en avons moins à éliminer. Sauf si nous en avons accumulé beaucoup dans nos tissus de réserve, c'est-à-dire principalement dans nos graisses, au cours des années précédentes. Dans ce cas, ces toxines repassent dans le sang pour être éliminées, lors de la «fonte» de nos tissus graisseux. Cela peut provoquer quelques désagréments momentanés, notamment au niveau de la peau (éruptions, démangeaisons). Mais, en règle générale, ceux qui font une cure de raisin acquièrent au bout de quelque temps un teint resplendissant.

Les curistes qui avaient des problèmes de peau ont constaté une amélioration dans 80% des cas. Avant de payer très cher un nettoyage de peau dans un institut de beauté, pourquoi ne pas essayer une cure de raisin ?

Fatigue et nervosité

La majorité des cinq cents curistes qui ont participé à l'enquête de Terre Vivante n'avaient pas de gros problèmes de santé. Les problèmes les plus fréquemment cités ont été, par ordre de fréquence décroissante : la fatigue (citée 103 fois), la nervosité et l'irritabilité (citées 87 fois), les insomnies (citées 79 fois), la constipation (citée 56 fois).

Les taux d'amélioration les plus élevés — environ 90% — ont été observés pour la fatigue et pour l'irritabilité et la nervosité. La cure de raisin mettant au repos tout l'organisme, le système nerveux est un des premiers à en bénéficier. Chacun le ressent et l'exprime à sa manière :

«Je ne me suis jamais sentie aussi bien que pendant la cure. J'étais loin de tout, pas stressée, un peu «planante» parfois, ce qui était parfois gênant (impression de ne pas avancer dans le travail), très lucide, répondant tout à fait à propos aux gens, pas anxieuse.» (M. I.)

«La semaine qui suivit la cure, moral et forme excellents, digestion bonne, grande patience avec les autres, sérénité.» (P. B.)

Autres petits problèmes

Maux de tête, bourdonnement d'oreilles, nez bouché, yeux qui pleurent sont des manifestations bénignes très répandues. La cure de raisin les élimine ou en réduit l'intensité dans la plupart des cas, même si on constate souvent une aggravation — notamment des maux de tête — pendant les premiers jours de la cure.

Des sens aiguisés

De nombreuses personnes ont noté — à l'issue de leur cure de raisin — une plus grande sensibilité de l'odorat et du goût. Certaines ont également noté une amélioration de leur ouïe et de leur vue. K.M., par exemple, note : «ma vue s'est améliorée au point que je peux encore me passer de lunettes deux mois après la cure (j'en porte depuis douze ans !)».

Grâce à l'affirmement du goût et de l'odorat, on trouve une saveur nouvelle à des mets simples, que l'on jugeait fades avant la cure.

CHAPITRE VI

Une cure d'amaigrissement dépourvue de risques

Perdre ses kilos superflus : une préoccupation pour beaucoup, qui peut se muer en nécessité absolue à l'approche des vacances ! D'où les cures-miracles proposées chaque année à la même époque par la grande presse. Cures pas toujours efficaces, et parfois dangereuses lorsqu'elles reposent sur la prise de médicaments ou sur des régimes déséquilibrés.

L'idée de faire une cure de raisin pour maigrir paraît, à première vue, saugrenue. Manger à volonté un fruit aussi riche en sucre que le raisin ne semble pas, en effet, le meilleur moyen pour perdre des kilos. Et pourtant les faits sont là.

A.D. pesait 99 kg pour 1 m 66. Au bout de 19 jours de raisin, il avait perdu 12 kg. Il commente ainsi sa cure : «Aucun problème, un état physique bien meilleur et une excellente forme». Il constate par ailleurs une amélioration importante de son état général, un plus grand dynamisme et un meilleur sommeil. A l'issue de la cure, il diminue sa consommation de café et augmente celle de fruits.

G.L. avait moins de kilos à perdre qu'A.D., mais, avec 60 kg pour 1 m 55, elle était quand même loin de la ligne mannequin. Elle fait une cure de raisin de deux mois (un record !). A la fin, elle ne pèse plus que 50 kg (10 kg perdus). Elle commente sa cure par ces quelques mots : «Quelques selles liquides. Aucun problème rencontré. Etats physique et psychique extraordinaires.»

J.F.B. (88 kg pour 1 m 83) perd quant à lui 10,6 kg en quatre semaines de cure, ne souffrant que de lourdeurs de tête persistantes et d'un léger «malaise» lors des deuxième et troisième semaines. «Dernière semaine très facile, écrit-il : disponibilité, aisance physique, légèreté. Regret de ne pas continuer. Les seuls efforts de volonté sont au début. Après trois semaines, tout est très facile : on se sent bien, l'organisme s'est habitué et l'on pense avec regret à cette légèreté que l'on va perdre en retrouvant l'alimentation ordinaire».

A.F. pesait au départ 75 kg pour 1 m 75, ce qu'il jugeait excessif. Il perd 10 kg en trois semaines.
Avec ses 92 kg pour 18, D.S. avait bien besoin de maigrir. En 44 jours de cure de raisin, elle perd 13 kg.
La perte de poids dépend bien entendu de la durée de la cure, ainsi que du poids de départ. Les personnes ayant un net excès de poids perdent en moyenne trois kilos par semaine, du moins pendant les trois ou quatre premières semaines.
Les curistes qui n'ont pas d'excès de poids perdent environ trois kilos la première semaine, deux la seconde et un kilo à un kilo et demi la troisième. Pour quelques personnes, la perte de poids est beaucoup plus faible (environ un kilo par semaine).
D'autres facteurs influencent le verdict de la balance :
- la quantité de raisin consommée,
- l'exercice physique pratiqué pendant la cure,
- le métabolisme de chacun.
Comment expliquer que l'on maigrisse en mangeant du raisin à volonté. La première raison est d'ordre arithmétique. Même lorsqu'on est, par nature, un gros mangeur, on se rassasie assez vite en se nourrissant de raisin, et rares sont les personnes qui en consomment plus de deux kilos par jour. Or deux kilos de raisin

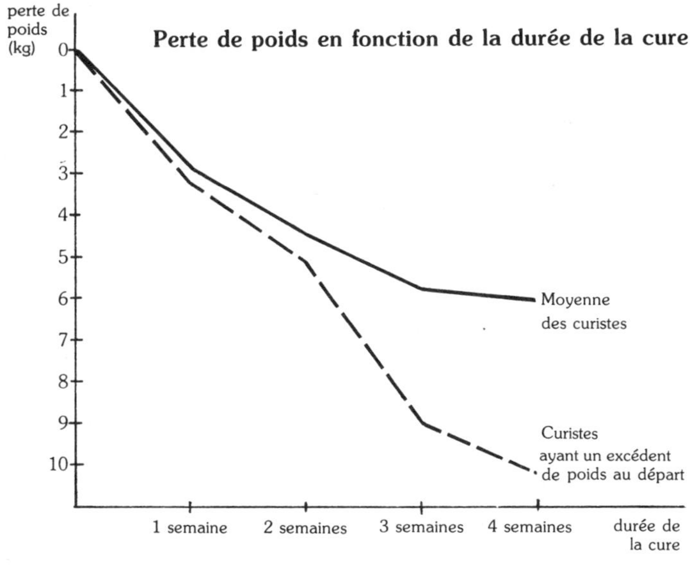

apportent 100 à 100 kilocalories, soit environ la moitié des besoins d'un adulte ayant une activité physique moyenne. La seconde raison est d'ordre physiologique. Par un mécanisme mal élucidé, le raisin semble faciliter la décomposition des tissus gras accumulés dans notre corps.

Reprendre ou ne pas reprendre les kilos perdus

Reste l'éternel problème commun à toutes les cures d'amaigrissement : avec la cure de raisin, ne retrouve-t-on pas très vite son poids de départ lorsqu'on reprend une alimentation normale ? Nous avons posé la question à quatre-vingts personnes six mois après leur cure. Elles avaient, en moyenne, retrouvé leur poids d'avant la cure. Mais les moyennes cachent des réalités très différentes.

La plupart des curistes qui étaient partis d'un poids normal y étaient revenus, à un ou deux kilos près. Pour les autres, il faut distinguer deux cas. Ceux qui avaient repris leurs mauvaises habitudes alimentaires avaient regagné la totalité des kilos perdus. Ceux qui, au contraire, avaient introduit des réformes dans leur alimentation, avaient stabilisé leur poids à un niveau intermédiaire entre celui d'avant et celui d'après la cure.

G.L., par exemple, perd 10 kilos en quatre semaines de cure. Un an plus tard, elle a repris 6 des 10 kilos perdus.

P.B. passe de 94 kg à 78 kg en quatre semaines de cure. Six mois plus tard, son poids s'est stabilisé à 84 kg.

X., par contre, pesait 90 kilos avant sa cure, 80 kilos immédiatement après celle-ci et... 92 kilos un an plus tard !

De toute manière, les personnes ayant de nombreux kilos à perdre ont besoin de plusieurs cures pour arriver à une stabilisation du poids au niveau souhaité.

Et tous ceux qui ont un excès de poids savent qu'aucune cure, aussi efficace soit-elle, ne peut résoudre définitivement le problème. Il faut éliminer les causes profondes, très souvent d'ordre psychologique, et modifier durablement ses habitudes alimentaires. Il reste que la cure de raisin présente, par rapport aux cures d'amaigrissement classiques, trois avantages décisifs :

1) non contente d'être inoffensive, elle a de nombreux effets bénéfiques sur la santé,
2) elle facilite le passage à une alimentation plus saine,
3) elle ne coûte rien.

CHAPITRE VII

Une remise en question de notre mode de vie

La cure de raisin — comme le jeûne — va bien au-delà d'une simple «remise en forme». Elle est une occasion unique — surtout lorsqu'elle est longue — pour faire le point, et elle facilite beaucoup l'adoption d'habitudes de vie plus saines.

Un temps de réflexion

Même si l'on continue à travailler pendant la cure, celle-ci constitue un temps d'arrêt. Bien des choses y apparaissent sous un jour différent. Des problèmes dont on se faisait une montagne reprennent leur dimension normale. Des décisions que l'on remettait depuis des mois sont prises sans difficulté :

«Grand calme et grande disponibilité aux autres. Esprit très clair, paix intérieure.» (C. D.)

«Action très favorable sur le «lien» corps/esprit : comme une plus grande intimité avec soi-même, une plus grande conscience, une attitude plus calme devant les problèmes (au travail notamment) : j'ai été très surprise par la netteté de ce phénomène. Physiquement, sensation de légèreté, parfois légère faiblesse due au fait qu'au travail, je ne pouvais pas toujours manger du raisin comme je l'aurais voulu.» (A.-M. G.)

«Grande fatigue les trois premiers jours. Pas de «mal de crâne». Impression de bien-être, plus grande acuité de l'esprit, cela m'a aidé à prendre certaines décisions importantes. Aucun problème si ce n'est l'envie de manger autre chose que du raisin.» (V. D.)

«J'avais l'impression que les murs contre lesquels je buttais depuis toujours s'effondraient sous leur propre poids.» (L. B.)

Le mécanisme de ces changements n'est pas connu, mais ils confirment à quel point notre psychisme est lié au fonctionnement de notre organisme, et en particulier à celui de notre tube digestif. Et si le jeûne est préconisé par toutes les religions, ce n'est pas tant parce que c'est un exercice de «mortification», comme on le croit parfois. Le jeûne — et également, dans une large mesure, la cure de raisin — nous permet à la fois de voir plus clair en nous et d'être plus attentifs aux autres. De nombreux curistes ont d'ailleurs remarqué une amélioration de leurs relations avec leur entourage. Bref, on désintoxique non seulement le corps, mais également l'esprit.

A la question : «Pourquoi avez-vous fait une cure de raisin ?», une réponse revient assez souvent : «Pour me prouver à moi-même que j'en étais capable.» Avec, fréquemment, ce commentaire, après la cure : «C'est bien plus facile que je ne l'aurais pensé.» Beaucoup d'entre nous ont le plus grand mal à sauter un repas de temps en temps, ou à se débarrasser de leur dépendance à l'égard, par exemple, du café ou des sucreries. La cure de raisin leur montre que rester une ou deux semaines, voire davantage, sans absorber autre chose que du raisin n'est pas une prouesse mais une expérience enrichissante et à la portée de tous.

Le principal effort de volonté, c'est de prendre la décision de faire la cure, puis de persévérer au-delà des deux ou trois premiers jours. Après, cela devient, sauf exception, beaucoup plus facile.

L'adieu aux mauvaises habitudes

Chacun sait combien les habitudes sont tenaces — et, plus que toutes les autres, les habitudes alimentaires. On décide — on se le jure — que l'on va manger moins de viande ou de pâtisserie, mais au bout de quelques semaines on retombe dans les mêmes travers. Or il se passe, avec la cure de raisin, quelque chose de curieux. On éprouve naturellement, à l'issue de la cure, le besoin d'une alimentation plus saine et plus naturelle. C'est comme si l'organisme retrouvait, pour un temps, son instinct. Comme s'il savait à nouveau distinguer ce qui est bon de ce qui est mauvais pour lui. Bien entendu, tout le monde ne réagit pas ainsi. Ce serait trop beau ! Mais plus de la moitié environ des curistes de l'enquête menée par Terre Vivante ont modifié leur alimentation après la cure. Les changements mentionnés le plus souvent sont :

1) une moindre consommation de sucreries, de viande, de produits laitiers, de thé, de café, d'alcool ;

2) une consommation accrue de fruits, de légumes, de céréales, d'aliments crus ;
3) une diminution globale de la quantité de nourriture ;
4) des repas mieux mastiqués et absorbés plus lentement.

Et ceux qui n'ont rien changé ? Une bonne partie des candidats à la cure de raisin avaient une alimentation saine et équilibrée, et n'éprouvaient donc pas le besoin d'un changement. Restent les autres — c'est l'inévitable pourcentage d'échecs, du moins sur ce plan. Ils représentent environ 15% des curistes.

Les changements introduits sont-ils durables ? Oui chez certains, non chez d'autres. Sur 80 personnes interrogées six mois après leur cure, 36 continuaient à se nourrir mieux qu'avant la cure.

CHAPITRE VIII

La cure de raisin comme thérapeutique

A lire Johanna Brandt et Basil Shackleton, la cure de raisin est une panacée capable de véritables miracles. Forts de cette conviction, certains curistes ne doutaient pas qu'il leur suffirait de se nourrir de raisin pendant deux ou trois semaines pour se débarrasser de rhumatismes vieux de vingt ans, d'un asthme rebelle, voire d'un cancer.
Grande fut leur déception de retrouver, à l'issue de la cure, leurs problèmes presque inchangés. Les effets thérapeutiques de la cure auraient-ils été surestimés ?
Les témoignages récents dont nous disposons ne permettent pas de répondre à cette question. La plupart d'entre eux — essentiellement ceux de l'enquête de Terre Vivante — viennent en effet de personnes qui n'étaient pas atteintes d'une maladie grave.
Par ailleurs, il est normal qu'une seule cure, même longue, ne puisse venir à bout de maladies dont les origines sont très profondes. Les spécialistes de cures thermales savent qu'une seule de ces cures est presque sans effet : deux ou trois sont nécessaires.
La même chose vaut sans doute pour la cure de raisin.
En dépit de leur ancienneté, les ouvrages de l'époque 1850-1910 restent finalement notre meilleure source d'information sur les vertus thérapeutiques de la cure de raisin. Ils ont en effet été écrits par des médecins qui ont chacun suivi des centaines voire des milliers de curistes.

Maladies du tube digestif

C'est incontestablement au niveau des organes de la digestion que la cure de raisin donne les résultats les plus spectaculaires. Elle a tout d'abord un effet stimulant : «La cure aux raisins excite l'appétit, stimule et régularise les fonctions de l'estomac et des intestins. Elle provoque et augmente les sécrétions biliaire, intestinale et urinaire ; elle accroît l'intensité des mouvements péristaltiques. (...)

Pendant la cure aux raisins, l'appétit devient plus vif et meilleur ; il est notablement augmenté.» (Dr Herpin, 1865)

La cure de raisin s'avère en général efficace non seulement contre la constipation (voir chapitre V), mais également contre les **diarrhées**. Les médecins du XIXe siècle citent de nombreux cas de diarrhées — notamment de nourrissons — enrayées par la cure de raisin, ou du moins la cure «aux raisins» (raisin et autres aliments). Leurs observations n'ont rien perdu de leur actualité.

«En puériculture, le jus de raisin peut être d'un très utile secours. Tous les médecins savent les difficultés qui se rencontrent dans l'élevage des enfants au lait de vache. D'où vient, chez eux, cette prédisposition si fréquente aux entérites ? L'enfant, à sa naissance, ne possède pas de microbes dans l'intestin, mais au troisième ou au quatrième jour, le tube digestif en est complètement envahi. Les uns sont inoffensifs, comme le Bacillus bifidus ; les autres sont nuisibles par les toxines qu'ils sécrètent, tels le Bacillus perfringens, le Bacillus de la diarrhée verte, etc.»

«A la suite d'une mauvaise assimilation du lait de vache ou simplement d'un écart de régime, apparaît aussitôt dans l'intestin une invasion de bacilles qui ne tardent pas à plonger le nourrisson dans l'athrepsie.»

«Nous avons eu, personnellement, l'occasion d'observer un enfant de cinq mois élevé au biberon au lait de vache, présentant tous les signes d'une entérite grave, avec fièvre et constipation opiniâtre ayant résisté à plusieurs purgations. Ces symptômes des plus inquiétants disparurent après quelques biberons de jus de raisin frais stérilisé, additionné d'eau bouillie ou d'eau de Vichy. Après la débâcle du premier jour, la fièvre disparut et, en peu de temps, nous eûmes, sous les yeux, un enfant présentant tous les signes d'une bonne santé. Ici le jus de raisin a certainement agi non seulement par son action désinfectante, mais encore par son acidité qui a rendu le milieu intestinal impropre au développement de la flore anormale.»

Le Dr Tissot, très connu à la fin du XVIIIe siècle pour ses nombreux ouvrages médicaux, cite une anecdote qui confirme que, dès cette époque, le raisin était utilisé pour combattre la dysenterie : «La dysenterie détruisait un régiment suisse qui tenait garnison dans les provinces méridionales de la France ; les capitaines achetèrent la récolte de plusieurs arpents de vigne ; l'on y portait les soldats malades et l'on cueillait du raisin pour ceux qui ne pouvaient pas être portés ; les hommes sains ne mangeaient rien d'autre ; il n'en mourut plus un seul, et il n'y en eut plus d'attaqués(12).

Plusieurs cas de guérison **d'ulcères** sont signalés (voir page 66).

La cure de raisin était également prescrite en cas de **jaunisse** et de **calculs biliaires**.

Maladies des voies urinaires

Quiconque en a fait une cure sait que le raisin est un diurétique puissant.

Au XIXe siècle, la cure de raisin était préconisée contre les infections urinaires, et en particulier les néphrites. Le témoignage de B. Shackleton (chapitre III) confirme de manière spectaculaire le bien fondé de cette indication.

La cure de raisin était également utilisée avec succès pour soigner les **cystites** et les **coliques néphrétiques,** comme en témoigne le cas rapporté par le Dr Perrier, «père» de la célèbre eau minérale du même nom (voir page 73).

Maladies cardio-vasculaires

La cure de raisin peut-elle contribuer à prévenir — voire à guérir — les maladies cardio-vasculaires ?

Il est malheureusement impossible, dans l'état actuel de nos connaissances, de répondre à cette question, mais un fait très intéressant mérite d'être signalé : la cure de raisin permet d'abaisser le taux de cholestérol sanguin.

Cette propriété a été mise en évidence par l'enquête de Terre Vivante : à l'issue de la cure, le taux de cholestérol était en moyenne de 26% inférieur au taux d'avant la cure. Cela n'a rien de surprenant, puisque l'apport alimentaire de cholestérol tombe à zéro pendant la cure. Six mois après la fin de la cure, le taux de cholestérol des personnes ayant, au départ, un taux supérieur à deux grammes par litre s'est stabilisé

1) au même niveau qu'avant la cure chez les personnes n'ayant pas modifié leur alimentation ;
2) à un niveau légèrement inférieur (2,30 g contre 2,50 g au départ) chez les autres personnes.

Dans quelques cas, la cure n'a eu aucun effet sur le taux de cholestérol, ce qui confirme un fait bien connu : l'apport alimentaire

---

(12) Extrait de «Avis du peuple sur sa santé», par le Dr Tissot, 1809.

ne constitue qu'un facteur parmi d'autres, et pas nécessairement le plus important.

Cancer

Johanna Brandt cite, dans son livre, de nombreux cas de guérison de cancer. Voici quelques-uns de ces témoignages :
«J'aimerais crier à tous les échos comment j'ai été délivrée du cancer par le régime exclusif de raisin. Imaginez ce que je ressentis, quand le docteur m'informa que j'avais un cancer et que je devais me faire opérer immédiatement. Et voici ce qui se passa en quelques mois de cure de raisin. Des grosseurs dures et douloureuses que j'avais aux deux seins disparurent et le cancer fut expulsé de mon organisme. Tandis que je suivais le traitement, la nature restaurait secrètement mon corps. Le 38e jour de la cure, je remarquai qu'un épais dépôt que j'avais sur la langue diminuait... Je pris un miroir et j'examinai mon teint. Je pus à peine croire ce que je voyais, pourtant c'était bien moi. Quelle transformation ! Maintenant mes yeux brillent, mes cheveux ont retrouvé vie et éclat, et mon haleine est pure.» (R.Z.)

«J'ai souffert d'une tumeur au cerveau durant quatre ans, mais je suis heureuse de dire qu'elle a disparu grâce à la cure de raisin. J'avais été opérée par l'un des meilleurs spécialistes du cerveau des Etats-Unis, puis renvoyée chez moi pour y mourir. Je suivis la cure de raisin complétée de bains de soleil et d'hydrothérapie. La tumeur a entièrement disparu, j'en suis si heureuse que je voudrais dire ma joie au monde entier.» (G. S.)

«J'ai commandé un exemplaire de la cure de raisin il y a trois mois et je désire vous faire savoir que j'ai suivi cette cure durant quatre semaines ; elle m'a fait grand bien. Je suis de nouveau en état de faire seule tout mon travail. J'étais atteinte d'un cancer du côlon et j'avais subi une opération. Le chirurgien m'avait fait un anus artificiel. J'avais eu dix-neuf traitements aux rayons, mais dès que j'eus votre livre, je cessai tous ces traitements, je me sens infiniment mieux maintenant.» (E. G.)

«Le cas le plus remarquable que j'ai eu, fut celui d'une femme opérée d'un cancer de l'estomac, sans espoir de guérison, en août dernier. Je n'usai d'aucune autre thérapie, sinon du régime transitoire et du jus de raisin. Lorsque je la pris en charge, elle ne pouvait même pas lever la main. Cette patiente a été un «cas miracle» qui a suscité beaucoup d'intérêt pour la cure de raisin.» (Dr. G. McD)

«Il y a trois ans, j'ai dû être hospitalisée pour un cancer de l'utérus qui a nécessité radium et trente-huit bombardements de cobalt. Puis un ulcère cancéreux du vagin, qui ne guérissait pas, est devenu inquiétant. C'est alors que quelqu'un m'a conseillé la cure de raisin. Après quinze jours seulement de cette cure, mais strictement suivie, les hémorragies avaient cessé. Un mois plus tard, comme je passais une visite de contrôle, quelle n'a pas été ma surprise d'entendre le docteur déclarer : «C'est incroyable, tout est guéri». J'ai la preuve de l'efficacité de la cure de raisin et j'en suis profondément reconnaissante.» (A.B.)
Parmi les personnes ayant participé à l'enquête de Terre Vivante, une seule était atteinte d'un cancer (de la peau). Son état s'est nettement amélioré à la suite de deux cures de raisin. (voir p. 87).
En dépit de l'intérêt de ces témoignages, il convient de demeurer très prudent. La cure de raisin peut probablement contribuer à la guérison de certains cancers, mais il est impossible de donner des indications plus précises.

Arthritisme et rhumatisme

Dès le XIXe siècle, la cure de raisin était préconisée dans le cas d'arthritisme. Plusieurs cas de guérison sont signalés par les médecins de cette époque (voir page 71). Des améliorations ont également été constatées par des curistes contemporains (voir page 84). Cependant, dans la plupart des cas, plusieurs cures sont nécessaires pour parvenir à un résultat.

Autres pathologies

La cure de raisin était jadis considérée comme un remède curatif et préventif contre les **hémorroïdes**.
Sur les quinze curistes de l'enquête de Terre Vivante qui souffraient d'hémorroïdes, huit ont constaté une amélioration. Cependant, chez quelques personnes, la cure a, au contraire, déclenché une crise d'hémorroïdes.
Au siècle dernier, la cure de raisin était prescrite pour soigner la **tuberculose**, l'**emphysème pulmonaire**, les **bronchites**, la **fièvre typhoïde**, la **coqueluche**.

Lors de l'enquête de Terre Vivante, sur les dix-sept personnes se plaignant de **douleurs lombaires** ou de **sciatiques,** quatorze ont vu leur état s'améliorer.
La cure est également efficace dans certains cas d'**hypertension.** P. S., par exemple, à l'issue d'une cure de seulement sept jours, constate : «Je prenais, avant la cure, et depuis des années, deux comprimés par jour pour mon hypertension artérielle. L'oubli d'un seul comprimé faisait monter ma tension à 15-16. Depuis la cure, j'ai diminué le traitement de moitié et je n'ai plus que 12-13.»
Plusieurs médecins du XIXe siècle préconisaient la cure de raisin en cas de neurasthénie. Le Dr Rey(13) cite le cas suivant : «Chez une neurasthénique, où l'affection mentale avait eu un retentissement sur l'état physique, nous avons nous-mêmes constaté, avec une dose quotidienne de trois grands verres de jus de raisin, une amélioration remarquable à tous les points de vue, après un traitement d'une huitaine de jours».
Une intéressante observation, faite par le Dr Curchod, montre que le raisin consommé par la mère peut agir sur la santé de l'enfant qu'elle allaite : «Je retrouve ici une note sur la Baronne de T. dont l'enfant âgé de quatre mois poussait habituellement des cris horribles ; il était constipé, avait des vents et une difficulté d'uriner. Sa mère qui l'allaitait était sujette à la constipation. Elle la combattait par divers remèdes, tels que magnésie, huile de ricin, lavements, etc., qu'elle faisait aussi prendre à l'occasion à son enfant. Très attentive à son régime et voyant que lorsqu'elle mangeait du fruit, et en particulier du raisin, son enfant n'en criait pas davantage, elle se mit à en faire une espèce de cure. Au bout de quelques jours, elle en éprouva les meilleurs effets, soit sur elle, soit sur l'enfant ; celui-ci se mit à uriner, sa langue autrefois blanche et pâteuse se nettoya, l'appétit augmenta sensiblement, les vents et la constipation cessèrent et surtout les cris qui troublaient son repos et celui de ses parents».(14)

Comment agit le raisin ?

Se borner à constater les effets bénéfiques du raisin ne saurait nous satisfaire totalement. Nous aimerions en effet connaître les cons-

(13) Ouvrage cité.
(14) Extrait de : «Essai pratique et théorique sur la cure de raisin», par le Dr Curchod, Paris, 1860.

tituants du fruit qui lui confèrent ses vertus thérapeutiques, et comprendre comment ils agissent. Hélas, ces questions ne semblent pas avoir passionné les chercheurs et le mode d'action du raisin demeure une énigme.
Même si elle ne nous apporte guère de lumières sur ce point, la composition chimique du raisin mérite qu'on s'y arrête (voir ci-dessous).

Composition moyenne du raisin (pour 100 g)

Eau: 78 à 82 g	Vitamine A : 0,05 mg
Glucides (principalement glucose et fructose) : 16 à 18 g	Vitamine B1 (thiamine) : 0,05 mg
	Vitamine B2 (riboflavine): 0,03 mg
Protéines : 0,7 g	Niacine : 0,3 mg
Matières grasses : 0,3 g	Vitamine C : 0,5 à 11 mg
Sodium : 3 mg	Acide malique : 0,5 à 2 g
Potassium : 183 mg	Acide tartrique : 0,3 à 0,7 g
Calcium : 15 mg	Acide citrique : 0,02 à 0,05 g
Phosphore : 20 mg	Acide pyruvique : 0,002 à 0,007 g
Magnésium : 9 mg	Esthers éthyliques : 0,01 à 0,1 g
Soufre: 8 mg	
Fer: 0,5 mg	
Cuivre: 0,1 mg	Apport énergétique : 64 à 72 Kcal

Ce qui frappe tout d'abord, c'est l'exceptionnelle richesse en sucre de ce fruit : il en contient 16 à 18% contre, par exemple, 12% pour l'abricot, 10% pour la pêche, 13% pour la poire ou la pomme, 7% pour la fraise. Parmi les fruits frais, seule la figue peut rivaliser avec lui.
Comme la plupart des fruits, le raisin contient très peu de protéines et de matières grasses. Ses teneurs en minéraux et en vitamines se situent dans la moyenne de celles des autres fruits.

Ce n'est donc pas là que réside le secret de l'action spécifique du raisin. Restent les constituants qui ne sont pas pris en compte par la diététique classique : acides organiques (malique, tartrique, citrique, et pyruvique), tanins, anthocyanes, flavones et autres. Sans doute détiennent-ils la clé des exceptionnelles vertus du raisin. Mais ils sont très nombreux et on sait encore peu de choses des effets de chacun d'eux sur l'organisme.
Si, faute d'avoir trouvé des réponses satisfaisantes auprès des nutritionnistes, nous nous tournons vers les médecins pour comprendre comment agit le raisin, nous ne sommes guère mieux rensei-

gnés. Un des rares médecins à s'être penchés sur ce problème fut le Dr Moreigne[15], au début du siècle.
Il analysa les urines et les selles d'un certain nombre de «curistes» pour évaluer les modifications du bilan métabolique. La plupart de ses conclusions restent valables de nos jours, et ont été confirmées ultérieurement. Le Dr Moreigne constata que, pendant la cure :
- les urines sont plus abondantes et moins concentrées (effet diurétique), et habituellement deviennent basiques (elles sont acides),
- les mouvements péristaltiques de l'intestin sont stimulés,
- le poids des selles fait plus que doubler,
- les selles sont plus aqueuses, plus riches en azote et en matières minérales.

Dans le cadre de l'enquête de Terre Vivante, 140 personnes ont effectué des analyses du sang et de l'urine avant et immédiatement après leur cure. Pour les personnes dont les analyses ne présentaient aucune anomalie, les principales modifications constatées sont une légères baisse du cholestérol sanguin et du taux d'urée dans l'urine. La glycémie et la teneur du sang en hémoglobine ne varient pas sensiblement. La cure de raisin ne provoque donc ni hyperglycémie, ni anémie, comme on aurait pu le craindre. Le Dr Le Berre, un des médecins ayant suivi des cures dans le cadre de l'enquête de Terre Vivante, a fait une constatation inattendue et particulièrement intéressante : le taux de ferritine[16] après la cure était considérablement plus élevé qu'avant. Il est passé en moyenne de 38 mg par litre avant la cure, à 99 mg après[17] ; six mois plus tard, il avait retrouvé son niveau d'avant la cure. Le cas personnel du Dr Le Berre mérite d'être signalé : à l'issue de 40 jours de cure de raisin, son taux de ferritine était passé de 59 à 150 mg par litre ! Ces résultats contredisent l'opinion, généralement admise par les nutritionnistes, selon laquelle le fer contenu dans les végétaux serait très peu assimilable.
Les analyses de sang et d'urine dans lesquelles certaines valeurs étaient limites ou anormales ont confirmé les effets bénéfiques de la cure de raisin sur plusieurs processus métaboliques.

(15) Cité par le Dr Buttner dans sa thèse sur la valeur thérapeutique du raisin (voir bibliographie).
(16) Le taux de ferritine mesure le niveau des réserves en fer dans l'organisme.
(17) Ces chiffres ne portent malheureusement que sur trois cas, car la recherche de la ferritine ne figurait pas dans l'analyse-type effectuée par les «curistes» à la demande de Terre Vivante.

Analyses de sang et d'urine avant et après une cure de raisin (18)

(personnes ayant au départ des valeurs limites ou anormales)

	Avant la cure	Après la cure	Variation
SANG			
Cholestérol total (g/litre) (moyenne de 81 personnes ayant plus de 2 g/l au départ)	2,42	1,87	— 23 %
Triglycérides (g/litre) (moyenne de 5 personnes ayant plus de 1,5 g/l au départ)	1,87	0,92	— 53 %
Glycémie (g/litre) (moyenne de 22 personnes ayant plus de 1 g/l au départ)	1,05	0,95	— 10 %
Hémoglobine (g/100 ml) (moyenne de 19 personnes ayant moins de 12,5 g/100 ml au départ)	11,8	12,2	+ 3 % (19)
URINE			
Urée (g/litre) (moyenne de 18 personnes ayant plus de 0,40 g/l au départ)	0,46	0,21	— 54 %

On constate :
- une forte diminution des taux de cholestérol, de triglycérides et d'urée,
- une légère diminution de la glycémie,
- une très légère augmentation (non significative) du taux d'hémoglobine, qui montre que, chez les personnes ayant une tendance à l'anémie, la cure de raisin aurait plutôt tendance à y remédier qu'à l'aggraver.

Dans le cadre de l'enquête de Terre Vivante, plusieurs mères ont fait une cure de raisin de curée limitée alors qu'elles allaitaient : elles n'ont constaté aucun effet dépressif, ni pendant ni après la cure, sur la production de lait.

(18) La seconde analyse a été effectuée, sauf exceptions, un ou deux jours après la fin de la cure.
(19) Différence non significative.

CHAPITRE IX

Les limites de la cure de raisin

Environ 10% des personnes ayant participé à l'enquête de Terre Vivante ont trouvé la cure pénible et n'ont guère constaté d'effet bénéfique. Une cure qui ne connaît que 10% d'échecs, ce n'est pas si mal. Mais lorsqu'on fait partie de ceux qui ont mal vécu la cure, ou lorsqu'on n'a pas vu de résultats, on se pose des questions. S'y est-on mal pris, ou fait-on partie d'une catégorie d'individus réfractaires — pour des raisons physiologiques — à la cure de raisin ?

Voici quelques exemples :

«La cure n'a duré que neuf jours car, psychologiquement, je ne supportais plus de ne manger que du raisin. Je ressentais une frustration et j'avaie envie de bons petits plats. Je n'ai constaté aucun grand changement dans ma vie, mais c'est une expérience que je recommencerai en essayant de tenir plus longtemps.» (J. P.)

«Faim permanente, monotonie, fatigue accrue. A partir du 6e jour : langue totalement blanche, comme recouverte de plâtre. Pas d'amélioration de mes problèmes de fatigue et d'insomnie.» (A. P.)

«J'ai souffert de la faim dès le premier jour ! et de plus en plus jusqu'à me sentir complètement épuisée et affamée. Puis je me suis sentie très bien quand j'ai recommencé à manger. J'ai perdu deux kilos. Pendant la cure, j'avais du mal à respirer et à marcher tellement j'étais faible. Mon entourage m'a signalé ma mauvaise humeur (mais c'est toujours ainsi quand j'ai faim). La cure m'a aidée à mieux situer un problème affectif vis-à-vis de l'alimentation et de mon besoin en lait.» (M.-F. G.)

«Fatigue physique et psychologique. Pas d'amélioration de mon état de fatigue et de mes allergies.» (T. N.)

«Première semaine : quelques sentiments de faiblesse (toute la journée j'ai continué à faire de la maçonnerie) continue. Deux repas par jour. Deuxième semaine : haleine lourde (acétone). Je n'avais jamais eu de mauvaise haleine de ma vie ! Ressens le besoin de manger... quatre fois par jour. Troisième semaine : toujours très mauvaise haleine. Faiblesse grandissante. Douleurs musculaires matinales toujours pareilles. Pas d'amélioration de mes douleurs après la cure.» (R. F.)

Peut-on expliquer ces difficultés, pourrait-on les prévoir et, éventuellement, les éviter ? Le nombre de cures difficiles ou sans effets que nous avons eu la possibilité d'étudier est trop restreint pour que l'on puisse répondre complètement à ces questions. On peut cependant dresser une liste des facteurs qui augmentent les risques d'échecs :

- motivation faible ;
- organisme très intoxiqué ;
- période de préparation trop courte ;
- absence de lavement ou de purge ;
- environnement défavorable ;
- stress pendant la cure ;
- raisin non biologique, pas mûr ou de qualité médiocre ;
- mastication insuffisante ;
- reprise alimentaire trop rapide.

De toutes ces causes d'échecs la dernière est, et de loin, la plus fréquente, comme nous le soulignons au chapitre X. Il semble par ailleurs, mais cela reste à vérifier, que le pourcentage d'échecs soit plus élevé que la moyenne chez les personnes présentant :

1) une certaine fragilité psychologique entraînant des angoisses liées à la privation de nourriture, fragilité dont le diagnostic n'est pas toujours facile ;
2) un manque de vitalité (qui n'est pas forcément synonyme de fatigue) entraînant une mauvaise réaction aux profondes perturbations métaboliques provoquées par la cure.

La cinquantaine de personnes — sur les cinq cents qui ont participé à l'enquête de Terre Vivante — qui ont mal vécu leur cure ne présentaient pas une «typologie» nette. On y trouvait aussi bien des jeunes que des personnes âgées, des hommes que des femmes, des végétariens que des «carnivores», des buveurs de vin (sans excès, il est vrai) que des buveurs d'eau, des travailleurs manuels que des sédentaires, des «récidivistes» de la cure de raisin que des néophytes. Certains avaient commis des erreurs ou se trouvaient dans des conditions défavorables, d'autres n'avaient, a priori, aucune raison de «rater» leur cure. N'importe quel scientifique ferait remarquer que, avec un échantillon aussi réduit, on ne pouvait espérer tirer des conclusions générales. Soit. Mais cela nous a laissés, et nous laisse toujours, insatisfaits. Car nous aurions aimé pouvoir dire, après examen

médical, aux personnes qui n'ont pas tiré profit de leur cure sans raison apparente : «la cure de raisin ne vous convient pas, faites plutôt un jeûne, ou une cure de riz, ou tel autre régime».
Une lecture attentive des écrits de médecins du XIXe siècle qui avaient l'expérience de la cure de raisin ne nous éclaire pas davantage. Il est vrai qu'ils ne préconisaient pas la cure intégrale, et qu'ils avaient leurs curistes «sous la main», ce qui leur permettait de modifier le régime en cas de difficultés.
La conclusion est évidente : pour être sûr que tout se passera bien, il suffit de s'assurer le concours d'un médecin qui a une bonne expérience de la cure de raisin. Hélas, si par chance deux ou trois de ces médecins sont encore en vie, ils doivent être plus que centenaires !

La cure de raisin a-t-elle des contre-indications et peut-elle être dangereuse ?

Rester une ou plusieurs semaines sans rien manger d'autre que du raisin paraît à bon nombre de personnes de la pure folie. Plus d'un curiste en a fait l'expérience et a trouvé que le plus pénible, durant la cure, c'était de résister à la pression de l'entourage et de rester sourd à ses prédictions alarmistes.
Des ennuis, certes, il peut y en avoir de toutes sortes. Mais une chose frappe lorsqu'on se plonge dans le récit des cinq cents cures effectuées dans le cadre de l'enquête de Terre Vivante : il n'y a pas eu un seul cas où la cure a provoqué des réactions assez inquiétantes pour nécessiter l'intervention urgente d'un médecin ou, à plus forte raison, une hospitalisation. Tous les désagréments observés — dont nous parlerons plus loin — ont conduit, dans les pires des cas, à l'arrêt de la cure.
Est-ce à dire que n'importe qui peut faire une cure de raisin sans risques ? Il serait imprudent de l'affirmer.
Dans le cas d'un patient atteint d'une maladie grave, il est indispensable d'être suivi par un médecin, et il est prudent d'arrêter la cure si on ne constate pas d'amélioration et, a fortiori, si l'état du malade s'aggrave. On sera particulièrement prudent dans le cas de certaines maladies métaboliques comme le diabète.
Ces conseils de prudence ne signifient pas que la cure de raisin soit contre-indiquée pour ces maladies, mais simplement que l'on ne dispose pas, à leur propos, de données cliniques.

CHAPITRE X

La cure de raisin en pratique

Pas de cuisine à faire. Manger quand on a faim, autant que l'on veut, chez soi, au bureau, en voyage. Nettoyer son organisme sans renoncer à ses activités habituelles et en conservant la plus grande partie — voire la totalité — de son énergie...
Pas surprenant, au vu de tous ces avantages, que la cure de raisin ait du succès. D'autant que le raisin est un fruit dont — sauf exception — on se lasse difficilement, même si on ne mange rien d'autre pendant des semaines. Et puis, contrairement au jeûne, la cure de raisin ne fait pas peur. Mais une telle cure ne s'improvise pas. Si on veut qu'elle se déroule sans incidents et qu'elle donne les résultats escomptés, il faut en respecter scrupuleusement le «mode d'emploi».

La préparation

Pour réussir une cure de raisin, il faut s'y préparer.

• **Le meilleur moment** est évidemment la pleine saison du raisin. Mieux vaut commencer tôt — dès que l'on trouve facilement du raisin bien mûr et à des prix abordables — pour éviter d'avoir à cesser la cure faute de raisin, ou avec du raisin d'origine incertaine. Une autre bonne raison pour commencer le plus tôt possible est que l'on devient souvent frileux pendant la cure. Septembre sera donc plus agréable qu'octobre.
Faire la cure au printemps avec du raisin du Cap ou d'Australie est formellement déconseillé car l'automne est la saison normale pour effectuer cette cure. La faire avec du jus en bouteille est un pis-aller (voir p. 60).

• **Faites une provision de raisin** pour au moins quelques jours. Rien de plus frustrant que de vous trouver sans raisin parce que votre fournisseur habituel n'a pas été livré. Choisissez, bien entendu, du raisin de culture biologique[20]. A défaut, vous pou-

(20) L'agriculture biologique exclut l'emploi des engrais chimiques et des pesticides de synthèse.

vez vous rabattre sur du raisin courant, mais lavez-le très soigneusement, dans plusieurs eaux.
Le choix des variétés a son importance. Les auteurs du XIXe siècle recommandaient de consommer du raisin blanc, et en particulier du chasselas. Les autres variétés citées à l'époque ont disparu du marché. Les raisins noirs, considérés comme constipants, étaient préconisés en cas de diarrhée.
L'expérience des curistes contemporains a confirmé que le chasselas était la meilleure variété, en raison de la finesse de sa peau et de sa teneur en sucre équilibrée (il est sucré, sans l'être trop). Certains curistes ont également aimé le muscat, souvent en alternance avec le chasselas. Les raisins à peau épaisse, comme l'Italia sont moins appréciés et obligent généralement à recracher une partie des peaux. L'Alphonse-Lavallée, essayé par un certain nombre de curistes, fait presque l'unanimité contre lui.
On veillera à ce que le raisin soit bien mûr. Le raisin peu mûr est laxatif et peut provoquer l'irritation de la muqueuse buccale. Par contre, un raisin trop mûr pourrait, dans certains cas, favoriser la constipation (surtout s'il s'agit de raisin noir).

• **Procurez-vous un bock à lavement**(21) ou, si vous êtes réfractaire à ce nettoyage interne pourtant extrêmement bénéfique, achetez 100 grammes de sulfate de magnésie.

• **Soignez la préparation psychologique** de la cure. C'est un facteur essentiel de la réussite. Considérez la cure comme une aventure, une occasion pour mieux vous connaître, sur tous les plans. Si vous la voyez comme une corvée, un mauvais moment à passer, mieux vaut ne pas la tenter, car elle aura effectivement de bonnes chances d'être pénible et, qui plus est, sans grand effet. Si vous vivez «sur les nerfs», si votre agenda est rempli de déjeuners d'affaires, reportez à plus tard votre cure... ou les déjeuners. Sondez votre entourage, et préparez-le à cette «folie» dans laquelle vous allez vous lancer. Faites-lui lire ce livre et glissez dans la conversation, mine de rien, que tel de vos amis a retiré d'immenses bienfaits d'une cure de raisin.
Et si vous voyez qu'il n'y a rien à faire pour convaincre votre entourage, réfléchissez-y à deux fois avant de vous décider : devoir affronter l'hostilité ou l'ironie de ses proches ne facilite pas la cure.

---

(21) En vente dans toutes les bonnes pharmacies.

• Si vous en avez le courage et la possibilité, jeûnez pendant les deux jours précédant le début de la cure. A défaut, mangez plus légèrement, en éliminant la viande, les plats indigestes, les boissons alcoolisées, le café, le chocolat.

La cure proprement dite

Le premier jour, commencez par un bon nettoyage intestinal, de préférence sous forme d'un lavement, à défaut par une purge au sulfate de magnésie. Insistons sur l'importance du lavement. Il conditionne bien souvent le succès de la cure. Pour se convaincre de son utilité, il suffit de regarder ce qu'il permet d'éliminer. Bien qu'il puisse paraître démodé, le lavement reste le traitement intestinal le plus naturel, le plus efficace et le moins traumatisant. Il contribue à soulager les éventuels maux de tête.

Comment faire un lavement

Se procurer, dans une pharmacie, un bock à lavement. Mettre un litre d'eau à la température du corps dans le récipient, et le suspendre à environ un mètre du sol. S'asseoir sur le siège du WC, ou s'accroupir sur le sol, et introduire la canule dans l'anus. Ouvrir le robinet et laisser l'eau pénétrer dans l'intestin. Retirer ensuite la canule et aller s'allonger, sur le côté gauche, dans une pièce proche du WC. Se relaxer et respirer profondément. Rester ainsi au moins trois minutes, si possible davantage, puis aller au WC pour vider l'intestin. L'eau sera alors évacuée en deux ou trois fois, et avec elle les déchets intestinaux.

Attaquez ensuite votre premier «repas» de raisin, préalablement lavé même s'il est biologique (pour le débarrasser des éventuelles traces de sulfate de cuivre et des poussières diverses qu'il a pu ramasser au cours du transport).

N'avalez pas deux belles grappes en quelques minutes, même si vous êtes affamé. Contentez-vous d'une petite grappe, et dégustez-la avec lenteur et attention.

Il faut, en règle générale, avaler la peau et les pépins, tout en évitant de mâcher ces derniers, qui pourraient provoquer des irritations de la bouche. Nous reviendrons au chapitre XI sur les controverses soulevées par ce problème. Vaquez ensuite à vos occupations habituelles et reprenez du raisin quand vous en aurez envie.

N'attendez pas trop longtemps, car la faim pourrait vous pousser à en manger trop d'un coup. Le meilleur rythme, pour la plupart des curistes, est d'un «repas» toutes les deux ou trois heures, c'est-à-dire six à sept «repas» par jour. Certains préfèrent «picorer» à intervalles beaucoup plus fréquents. Fiez-vous à votre instinct et à votre appétit, sans vous préoccuper du reste. La seule chose à éviter est de manger une trop grande quantité en une seule fois, et de vouloir conserver le rythme habituel des trois repas par jour. Si, dans le courant de la journée, vous avez soif, buvez de l'eau ou une infusion non sucrée.

La seconde journée et les suivantes

Les journées suivantes ne diffèrent pas sensiblement de la première. Il est recommandé de refaire un lavement le deuxième jour et les jours suivants. Les deux premiers jours sont presque toujours les plus difficiles. Ils s'accompagnent souvent de maux de tête et d'un état de grande fatigue (voir plus loin). Ne vous découragez surtout pas. A partir du troisième jour, l'organisme prend son rythme et, en général, la forme revient.

La quantité de raisin à manger chaque jour dépend de l'appétit de chacun. Elle varie en général entre un et deux kilos par jour. Johanna Brandt conseille de ne pas dépasser deux kilos, mais certaines personnes sont allées jusqu'à trois kilos sans inconvénient apparent.

Si on ne dispose que de raisins à grosses peaux, on pourra recracher une partie des peaux. Mais il est souhaitable d'en avaler une certaine quantité, car elles fournissent les fibres indispensables au bon fonctionnement de l'intestin.

Le rythme de vie à adopter pendant la cure varie beaucoup d'un individu à l'autre. Si vous continuez à travailler, ce rythme vous sera plus ou moins imposé, mais essayez d'éviter les travaux trop fatigants, les journées trop stressantes et les heures supplémentaires. Essayez de saisir cette occasion pour vous coucher plus tôt, ce que l'organisme réclame souvent de lui-même.

Votre corps mettra quelques jours à s'adapter à ce nouveau régime, ce qui pourra s'accompagner de manifestations déplaisantes.

Quelques désagréments et comment y remédier

Quatre symptômes sans gravité reviennent assez souvent chez les curistes surtout au début : la fatigue, les maux de tête, les nausées ou vertiges, la frilosité.

La fatigue est une réaction normale des organismes dopés en permanence par des stimulants. La réduction de l'apport calorique conduit inévitablement à une moindre résistance à l'effort physique. Cette forme de fatigue est tout à fait naturelle ; il suffit de réduire la durée et l'intensité de l'effort pour éviter qu'elle ne soit trop pénible. Certains curistes ressentent un état de fatigue plus profond, indépendant de l'activité physique. Quelques-uns — peu nombreux — se plaignent de s'être «traînés» pendant la cure. Il s'agit souvent de personnes surmenées ; la suppression des aliments et des boissons stimulants les contraint à vivre au ralenti pendant la cure.

Les maux de têtes sont relativement fréquents les premiers jours. Ils disparaissent en général spontanément. Un remède efficace pour les soulager est de boire un verre d'eau chaude.

Des nausées et des vertiges peuvent également survenir. Les seuls remèdes sont l'eau chaude ou froide, et le repos.

La frilosité est une réaction très fréquente, constatée également lorsqu'on jeûne. On prévoira une couverture de plus pour la nuit et des vêtements suffisamment chauds pour la journée.
A côté de ces symptômes classiques, certaines personnes peuvent avoir des réactions plus spécifiques. Voici celles qui ont été citées le plus souvent : constipation, diarrhées, langue chargée, douleurs musculaires, éruptions de boutons, fièvre. Les plus fréquentes (constipation et langue chargée) n'ont cependant été mentionnées que par 4% des curistes. Les autres par moins de 1%.

Certaines personnes souffrent de **constipation** pendant la cure. Constatation surprenante, puisque le raisin a habituellement l'effet inverse. Cette constipation est en général passagère, et un lavement (ou un purgatif) y remédie facilement. Si elle persiste, on cessera pendant un certain temps d'absorber les peaux et les pépins, et on choisira un raisin moins mûr.
Des crises d'élimination peuvent, dans certains cas, perturber momentanément le déroulement de la cure. Elles se traduisent, selon les individus, par un rhume, un accès de fièvre, une éruption cutanée, des douleurs articulaires, une langue chargée, parfois une crise d'hémorroïdes. Ce sont des réactions normales, provoquées par la libération dans la circulation sanguine — en vue de leur élimination — des toxines accumulées dans l'organisme (déchets du métabolisme, résidus de pesticides, polluants divers).

La reprise alimentaire : une période cruciale

C'est bien connu pour le jeûne : il suffit d'une reprise mal faite, c'est-à-dire pas assez progressive, pour en voir s'évanouir tous les bienfaits. Et même pour avoir de sérieux ennuis : mal de ventre, accès de fièvre, crise de foie, etc.

Après une période de mise au repos, le tube digestif, et l'ensemble de l'organisme, doivent en effet se réadapter à une alimentation normale. La réadaptation est d'autant plus lente que la cure — ou le jeûne — aura été plus longue.

Insistons sur le fait qu'une bonne partie des échecs et des problèmes rencontrés lors de cures de raisin est due à une reprise mal faite. L'exemple de K. M. est, à cet égard, significatif. K.M. effectue en 1990 une cure de raisin de quatre semaines ; elle se déroule sans difficultés particulières, sinon un certain écœurement du raisin et quelques nausées, vite améliorées par de l'eau minérale Badoit (seule marque qui ait cet effet[22]). Trois jours après la fin de la cure, elle part en déplacement professionnel, et reprend rapidement une alimentation classique. Les conséquences ne se font pas attendre : réapparition d'une ancienne gastrite guérie jadis par un jeûne, grande fatigue et manque total de dynamisme pendant des semaines.

D'autres personnes ayant effectué une reprise alimentaire trop rapide ont été victimes d'accès de fièvre, de diarrhées, de maux de ventre, etc.

Pourquoi la reprise est-elle si difficile ? Tout simplement parce que, après des semaines sans manger autre chose que du raisin, on a un appétit d'ogre et une envie insatiable de manger de tout, tout de suite et beaucoup ! Même lorsqu'on a beaucoup de volonté, il est très difficile de résister.

Pour le jeûne, on dit classiquement que la durée de la reprise doit être égale à celle du jeûne. Dans le cas de la cure de raisin, la reprise peut être un peu plus rapide : environ la moitié de la durée de la cure.

On commencera par réintroduire des fruits et des légumes (crus ou cuits), puis des produits laitiers à digestion facile (yaourt, fro-

(22) L'efficacité de cette eau pourrait s'expliquer par son pouvoir tampon, lié à sa richesse en bicarbonates.

mage blanc), de petites quantités de céréales et de poisson ; la viande, les plats en sauce, le thé, le café, le chocolat — pour ceux qui en consomment — seront introduits en dernier.
Johanna Brandt préconise une reprise en trois étapes.

La première[23] consiste à introduire graduellement d'autres fruits crus, des tomates, du lait caillé, du fromage blanc ou du yaourt. Le raisin continue à former la base de l'alimentation et le premier repas de la journée. A l'issue d'une cure longue, les produits laitiers ne doivent être introduits qu'au bout de quelques jours. La journée pourra alors se dérouler ainsi :

8 h raisin
10 h poire, banane ou pêche
12 h raisin
14 h lait caillé, yaourt, babeurre ou fromage blanc
16 h raisin
18 h orange, pamplemousse, prunes ou abricots
20 h raisin

La deuxième étape est ce que Johanna Brandt appelle le régime cru ; celui-ci comprend «tout aliment qui peut être mangé cru : légumes crus, salades, fruits, noix, raisins, dattes, figues et autres fruits secs, beurre, petit-lait, fromage blanc, lait caillé, yaourt, babeurre, miel, huile d'olive. Le premier repas est fait de fruits (raisin ou autre).»

La troisième étape est le régime mixte qui comprend :
- des fruits au petit déjeuner,
- des aliments cuits (viande exclue) à midi,
- une salade le soir.

Basil Shackleton est partisan d'une reprise nettement plus rapide : il autorise, par exemple, le poulet dès le troisième jour. En s'inspirant à la fois de l'expérience des pionniers et de celle des curistes qui ont participé à l'enquête de Terre Vivante, on peut proposer le plan de reprise présenté dans le tableau de la page suivante.

(23) Dans son livre, Johanna Brandt considère que cette étape est la troisième, la première étant la préparation et la seconde la cure proprement dite.

Calendrier-type de reprise après une cure de raisin

	Cure brève (1 semaine)	Cure longue[24] (3 semaines)
1er jour	raisin + autres fruits crus	raisin + autres fruits secs
2e jour	fruits frais, fruits secs (après trempage), légumes, yaourt, un peu de pain complet	
3e jour	comme le 2e jour, plus des céréales, du fromage, éventuellement un peu de poisson	fruits frais, fruits secs (après trempage), légumes, yaourt, un peu de pain complet
4e jour	alimentation normale	
5e jour	alimentation normale	Comme le 3e et le 4e jour, plus des céréales, du fromage, éventuellement un peu de poisson
6e jour	alimentation normale	
7e jour	alimentation normale	on peut manger un peu de tout en évitant les préparations en sauce, les excitants, les boissons alcoolisées
8e jour	alimentation normale	
9e jour	alimentation normale	alimentation normale

(24) Pour les cures très longues (quatre semaines ou davantage, la reprise devra être encore plus progressive)

Dix conseils pour tirer le maximum de profit d'une cure de raisin

- Prévoir, dans la mesure du possible, une période et un environnement humain favorables (stress et conflits réduits au minimum).
- Manger légèrement pendant les deux jours précédant le début de la cure (l'idéal est de jeûner, surtout avant une cure longue).
- Effectuer un lavement (à défaut, prendre un purgatif) le premier jour de la cure ; renouveler si possible le lavement les 2 ou 3 jours suivants.
- Choisir du raisin de culture biologique bien mûr. Prendre 2 ou 3 variétés, pour rompre la monotonie (dont, si possible, du chasselas). Eviter les variétés à grosses peaux. Bien laver le raisin avant de le manger.
- Manger à sa faim, sans se restreindre ni se forcer. Répartir la quantité journalière (1 à 2 kg en moyenne) en 6 ou 7 petits repas.
- Avaler une partie des peaux et des pépins, sans mâcher ces derniers.
- En cas de dégoût du raisin, cesser d'en manger jusqu'à ce que l'appétit revienne.
- Faire chaque jour au moins un peu d'exercice (marche, vélo, jardinage, bricolage, sport non violent).
- Reprendre très progressivement l'alimentation après la cure.
- Pour les cures longues il est conseillé d'être suivi par un médecin.

CHAPITRE XI

Questions controversées

Comme le lecteur a pu s'en rendre compte, il existe de nombreuses variantes de la cure de raisin. Certains choix ont donné lieu à des controverses, sur lesquelles il est intéressant de faire le point.

Cure totale ou cure partielle ?

Johanna Brandt et Basil Shackleton, auteurs des deux ouvrages les plus récents sur la cure de raisin, sont formels : la cure consiste à manger du raisin et rien que du raisin.

Les cures pratiquées dans les stations thermales associaient au contraire le raisin à d'autres aliments ; le régime préconisé était plus ou moins strict selon les lieux et les époques (voir chapitre III).

A qui faut-il donner raison ?

Seule une étude comparative entre les deux méthodes pourrait apporter une réponse à cette question. Or, les cures partielles du XIXe et les cures totales des curistes qui ont appliqué la méthode de Johanna Brandt ont été faites dans des conditions trop différentes pour qu'on puisse en tirer des conclusions indiscutables. Nous en sommes donc réduits aux hypothèses et à quelques observations.

Une cure totale a incontestablement un pouvoir «nettoyant» supérieur à celui d'une cure partielle. Elle permet aussi un repos plus complet de l'ensemble des fonctions digestives. Enfin, si l'on veut perdre du poids, c'est de loin la méthode la plus efficace.

La cure partielle a, elle aussi, ses avantages : elle n'exige pas un bouleversement total des habitudes alimentaires, elle permet de continuer une vie sociale normale, elle peut être prolongée largement au-delà d'un mois, elle peut convenir à des personnes qui supportent mal la cure totale.

En l'absence de données plus précises, on peut suggérer ceci :

- si les conditions sont favorables (entourage non hostile, mode de vie pas trop stressant, raisin biologique et de bonne qualité), une cure intégrale est sans doute préférable ;

- si on ne se sent pas prêt pour une cure totale, on optera pour la cure partielle, en sachant qu'elle sera d'autant plus efficace que l'alimentation complémentaire sera plus frugale ;
- si on a opté pour une cure intégrale et que, au-delà des premiers jours d'adaptation, elle est mal supportée ; si d'autre part on est peu motivé pour la continuer, on pourra compléter le raisin par un ou deux repas légers. Cette solution est, de toute manière, préférable à un arrêt de la cure.

Si on choisit ce type de cure, il est essentiel de bien «dissocier» les repas de raisin des autres repas, c'est-à-dire de laisser au moins deux heures d'intervalle entre eux.

Pour les personnes amaigries et/ou affaiblies, la cure partielle semble plus indiquée que la cure totale.

Raisin ou jus de raisin ?

La plupart des auteurs s'accordent à dire que la cure de raisin se fait avec le fruit entier et non pas avec le jus. Toutefois, certains admettent que ce dernier peut — ou doit — être utilisé dans des cas particuliers.

La controverse ne date pas d'aujourd'hui. En 1860, le Dr Pircher, qui avait en charge les curistes de la station thermale de Meran, déconseillait l'utilisation du jus pour les raisons suivantes :
- on ne peut plus éliminer les grains insuffisamment mûrs ;
- le jus fermente très rapidement si on ne le boit pas aussitôt pressé ;
- le jus ne peut pas être insalivé ;
- le jus provoque fréquemment des gaz, des coliques, des diarrhées.

Le Dr Kaufmann, médecin à la maison de cure de Bad Dürkheim, en Allemagne, rétorque en 1862 : «Je prescris la consommation de raisin frais ou, notamment lorsque les quantités consommées sont importantes, de jus fraîchement pressé. On remédie facilement aux inconvénients évoqués par le Dr Pircher en pressant les fruits dans de petits pressoirs immédiatement avant consommation ; le jus ne doit évidemment pas rester exposé au soleil pendant des heures, ce qui provoquerait un début de fermentation, mais être consommé immédiatement. Si par hasard il se trouve quelques grains verts, on les éliminera avant de presser la grappe. Quant à l'effet de la salive sur la digestion du raisin, il est négligeable. On évitera facilement les coliques en ne buvant que de petites quantités de jus à la fois.»

Au début du XXe siècle, Nicolas Appert ayant entre temps inventé la stérilisation ou «appertisation», les médecins recommandaient

parfois l'utilisation de jus pasteurisé ou stérilisé, ce qui est évidemment beaucoup plus contestable.
Johanna Brandt, qui préconisait en règle générale la cure au raisin entier, n'était pas opposée à l'utilisation du jus, même en bouteille : «Nous avons expérimenté, écrit-elle, le jus de raisin pur, non fermenté, non additionné de sucre, en bouteille, pour remplacer le raisin durant les mois d'hiver. Les résultats ont été des plus satisfaisants.
«Un grand verre de 2 à 3 dl environ, dilué à moitié, est généralement donné à chaque repas, mais le patient peut en boire davantage, s'il le désire.
«On a remarqué que le patient peut aussi bien vivre de jus de raisin que de raisin entier, quoique ce dernier soit préférable lorsqu'on peut se le procurer. L'estomac étant habitué à recevoir une nourriture solide, on sentira davantage la faim en ne buvant que du jus.»
Que faire aujourd'hui ?
Tous les curistes de l'enquête de Terre Vivante ont fait leur cure au raisin entier, comme le conseillent (sauf cas particuliers) Johanna Brandt et Basil Shackleton. Nous n'avons donc pas d'expérience récente de cures au jus de raisin.
La consommation du grain entier a toujours été la méthode «de base», qu'il s'agisse de cures du XIXe ou de celles de Johanna Brandt. Elle est certainement la meilleure chaque fois qu'elle est possible. Il semble que l'on doive réserver le jus de raisin aux cas suivants :
1) lorsqu'on supporte mal le raisin entier ou lorsqu'on en est lassé ;
2) pour les malades très affaiblis qui n'ont plus la force de mâcher ;
3) en dehors de la saison du raisin.
On peut aussi, pour varier, remplacer de temps à autres — pendant la cure — le raisin entier par du jus fraîchement pressé. Bien entendu, dans tous les cas, ce dernier est préférable au jus en bouteille.

Avec ou sans les peaux et les pépins ?

Sur ce point, les médecins du XIXe siècle étaient unanimes : il faut recracher peaux et pépins. Reconnaissant que c'est assez fastidieux, certains admettaient cependant que l'on peut sans inconvénient avaler une partie des pépins.
Johanna Brandt demande de «mâcher consciencieusement peaux et pépins si possible, en avaler une partie seulement, à titre de médicament, pour éviter la constipation.» Mais elle ajoute plus loin que les personnes qui mangent de grandes quantités de raisin ne doivent avaler qu'une partie des peaux et que si, pendant la cure,

on a des gaz, il faut cesser de manger les peaux et les pépins pendant un certain temps.

Peaux et pépins, par les fibres qu'ils contiennent, facilitent le transit intestinal, mais, curieusement, ils peuvent dans certains cas provoquer une constipation temporaire.

On ne peut, à notre avis, fixer aucune règle ; chaque curiste doit suivre son instinct et être attentif aux réactions de son corps. On peut toutefois dire que, sauf exception :

- il est souhaitable d'avaler au moins une partie des peaux et des pépins ;
- la mastication des pépins peut provoquer des irritations de la bouche et notamment des aphtes ;
- si on mange beaucoup de raisin et/ou des variétés à peaux épaisses, il vaut mieux recracher une partie de ces dernières.

Dans les cures partielles (raisins + autres aliments), il semble préférable de recracher la plus grande partie des peaux et des pépins, conformément aux conseils des médecins du XIXe siècle. Le fait de les avaler ralentit, en effet, la digestion du raisin, qui doit être terminée au moment des autres repas.

Cure de raisin ou jeûne ?

Les effets de la cure de raisin s'apparentent beaucoup à ceux du jeûne. Un certain nombre de curistes de l'enquête de Terre Vivante, qui avaient déjà l'expérience du jeûne, étaient bien placés pour comparer les deux méthodes. Le verdict varie beaucoup d'une personne à l'autre.

La majorité des curistes s'accordent à dire que la cure de raisin est plus facile à faire : elle ne suscite aucune appréhension, elle frustre moins ou pas du tout, elle permet de continuer ses activités à un rythme presque normal. De fait, de nombreuses personnes se sont lancées dans la cure de raisin alors qu'elles n'auraient sans doute jamais effectué un jeûne.

Toutefois, certaines personnes qui ont essayé la cure et le jeûne préfèrent ce dernier.

En matière d'efficacité, la comparaison est difficile. La position de Johanna Brandt, qui a elle-même expérimenté les deux techniques, est intéressante. De nombreux jeûnes n'avaient jamais pu la guérir complètement : seule la cure de raisin y est parvenue. Cependant, elle affirmait avec force qu'en cas de maladie grave, le jeûne est irremplaçable. Elle considérait en fait que jeûne et cure de raisin sont non pas concurrents, mais complémentaires.

CHAPITRE XII

Témoignages de guérison cités par Johanna Brandt

Nous disposons de trois catégories de témoignages sur les effets de la cure de raisin. Ceux cités par Johanna Brandt dans son livre, ceux des lecteurs des «Quatre Saisons du jardinage» qui ont participé à l'enquête de Terre Vivante et ceux des médecins du siècle dernier. Les premiers sont les plus impressionnants, car ils concernent des guérisons de malades dans un état grave, parfois désespéré. On peut leur reprocher d'être relativement anciens et peu précis, mais ils n'en demeurent pas moins intéressants. La plupart sont relatifs à ces cas de cancer (certains d'entre eux ont été cités au chapitre VIII), et plusieurs d'entre eux émanent de médecins.

Témoignage du Dr E. C. I.

«La méthode de traitement par la cure de raisin est aussi vieille que la civilisation elle-même et elle a fait ses preuves aux cours des âges. Mais, ainsi qu'il en est de tant de bonnes choses, nous avons oublié cette ancienne méthode qui a fait ses preuves. Je suis persuadé que si la cure de raisin est faite à temps, le patient n'aura pas besoin de subir le choc d'une opération ou d'un traitement aux rayons X.

«La cure de raisin est un processus de purification et de reconsitution de l'organisme selon des méthodes naturelles. J'ai dans mes dossiers des résultats remarquables obtenus sur des patients souffrant de tuberculose, d'arthritisme, de cancer, et qui ont recouvré la santé grâce à la cure de raisin. Si désespéré que puisse paraître le cas, je recommande sincèrement la cure de raisin.

«La méthode de traitement par la cure de raisin est le moyen propre à la nature pour rendre à un corps malade la santé. Je conseillerais de demander l'aide d'un médecin local qui comprend cette méthode et contrôlerait le malade durant le traitement.»

Témoignage du Dr M. R.

«Les résultats obtenus en suivant la méthode de Mme la Doctoresse Johanna Brandt ont été excellents. En fait, nous avons enregistré certaines cures spectaculaires. Beaucoup de personnes pourraient être sauvées et voir leur vie prolongée si l'on pouvait leur faire connaître la cure de raisin et ses possibilités... Je peux vous dire avec une certitude absolue que dans tous les cas, même jugés incurables, j'ai réussi à supprimer toute douleur par l'usage de la cure de raisin et de traitements hydrothérapiques.»

Deux guérisons rapportées par le Dr F. W. C.

«J'ai un patient dont le cas avait été diagnostiqué comme étant un carcinome de l'estomac par un médecin spécialiste du cancer. Tous les symptômes internes et externes corroboraient ce diagnostic. Je soumis ce malade à la cure de raisin selon Johanna Brandt. En quatre jours, toutes les crampes, les brûlures et sensations étranges avaient disparu. Dès le premier jour, les vomissements d'un liquide épais semblable à du marc de café ainsi que des hémorragies similaires par le rectum cessèrent.

«Au bout de trois semaines de cure exclusive de raisin, ce patient fut capable de se rendre à mon cabinet pour se faire traiter.

«Autre cas : un homme de 35 ans, souffrant du mal de Reynaud, considéré comme pire que le cancer, vint à mon cabinet. Des spécialistes de New-York avaient diagnostiqué son cas et déclaré qu'il ne vivrait pas longtemps et qu'on devrait sans doute l'amputer de la main, du pied, peut-être même de la jambe.

«Sous mon contrôle, on lui appliqua, une fois par semaine, le traitement tonique naturopathe, des bains de soleil et des exercices de culture physique. Récemment, il fut soumis à la cure de raisin de Johanna Brandt.

«En sept semaines environ, il fut capable de venir à mon cabinet sans l'aide de béquilles ou de cannes. La semaine dernière, son pied donna des signes de guérison. Une granulation était apparue et la nécrose s'était arrêtée. Son état s'est si bien amélioré qu'il désire reprendre du travail.

«Je joins une photographie de son pied, attestant la perte de quelques orteils et le processus de guérison qui a commencé. Ceci est, à mon avis, une grande victoire à l'actif de la culture physique et des méthodes de guérison sans médicaments.»

Quelques témoignages de malades

Cancer généralisé

«En réponse à votre récente lettre au sujet de ma femme, je vous dirai que celle-ci est rentrée de Californie la semaine dernière. Son cas, je crois, est des plus frappants, si l'on considère que le cancer s'était étendu par la lymphe à diverses parties du corps. Les médecins de Californie déclarèrent le cas inopérable. Ma femme commença la cure exclusive de raisin aux environs du 25 juillet et la poursuivit jusqu'au 1er novembre. Bien sûr, elle connut de terribles crises. La plus grave se produisit aux environs du 15 novembre. Après cette crise, elle demeura sans connaissance durant 24 heures. A ce moment-là un médecin fut appelé, il déclara qu'elle n'en avait plus que pour deux semaines de vie au maximum.
«La dernière crise grave, qui se produisit au début de décembre, fut suivie d'un état comateux qui dura 30 heures. Lorsque la malade revint à elle, un changement miraculeux s'était produit. Elle avait un appétit insatiable et mangeait toutes les deux heures. A ce moment-là, je la fis passer au troisième stade de la cure. Je demandai également l'assistance d'un ostéopathe et son traitement fut des plus heureux. Les progrès furent presque incroyables. Personne, parmi ceux qui avaient vu ma malade, ne croyait qu'elle pourrait se remettre.
«La première fois que nous pûmes la peser, elle ne dépassait pas 50 livres, alors qu'elle avait déjà repris un peu de poids ce qui laisse supposer qu'elle avait dû descendre à 45 livres. En quatre semaines, elle augmenta de poids jusqu'à 73 livres. Le cancer du sein avait presque entièrement disparu, seuls en subsistaient quelques petits fragments.»
(Extrait d'une lettre écrite à Johanna Brandt par W.J.K.)

Calculs biliaires et angine de poitrine

«En réponse à votre demande concernant mes expériences avec la cure de raisin, je vous dirai qu'il y a deux ans, je souffrais de calculs biliaires et d'angine de poitrine, à tel point qu'on désespérait de me sauver. Un ami me remit un exemplaire de «La cure de raisin» de Mme Brandt et je fis cette cure. Je jeûnai durant cinq jours et suivis le régime exclusif de raisin pendant trente jours. Il y a deux ans de cela. L'an dernier, je jeûnai de nouveau durant cinq jours. Dès la première cure, je ne souffris plus de mes calculs biliaires. Après la seconde cure, je ne ressentis plus aucune sorte de malaise. Je ferai de nouveau la cure cette année, simplement en tant que purification de l'organisme.» (M.H.F.P.)

Cicatrisation rapide

«Durant la guerre (1939-45) un groupe de soldats fut pris derrière les lignes allemandes et, durant vingt-cinq jours, ces hommes n'eurent rien d'autre à manger que du raisin qu'ils se procuraient de nuit dans les vignobles voisins. Lorsqu'ils furent libérés ultérieurement, les médecins constatèrent avec stupéfaction à quel point leurs blessures guérissaient rapidement.» (J.F.S.)

Fibrome

«Atteinte d'un fibrome à 30 ans et affaiblie par des hémorragies, je perdis 7 kilos en dix jours. La seule issue était l'ablation complète de la matrice, qui m'aurait privée de l'espoir d'être mère un jour. Je décidai alors de faire la cure de raisin.

«Après seulement cinq jours de raisins, les hémorragies l'estompèrent, et après soixante-dix jours j'étais guérie. Pendant la cure, je travaillais de huit à dix heures par jour dans mon commerce. Depuis six ans, je fais chaque année une cure de quarante jours à titre préventif, sans plus souffrir de rhume, sinusite, maux de tête ou de règles douloureuses.» (M.A.P.)

Ulcère à l'estomac

«En 1930, je souffrais d'un ulcère à l'estomac, constaté par deux médecins. Commençant par trois jours de jeûne complet, buvant uniquement de l'eau, j'ai fait quatre semaines de cure de raisin, consommant 2 kg par jour et mâchant bien les peaux. Pendant toute la durée de ma cure, j'ai travaillé à mi-temps, prenant beaucoup de repos, ainsi que pour les étapes suivantes. Cette cure a rétabli ma santé et je mène aujourd'hui encore une vie très active.» (M. H. M. B.)

Bronchite

«Pendant des années, je «traînais» de bronchite en bronchite et avais fréquemment des congestions pulmonaires, ne supportant plus la pénicilline. La cure de raisin faite selon les données précises de la doctoresse J. Brandt m'a fait revivre. J'ai eu l'impression d'une régénération de mon système respiratoire. Et cette cure répétée trois ans de suite a raffermi ma santé.» (M.S.)

CHAPITRE XIII

Témoignages de médecins du XIXe et du début du XXe siècle

Les cures de raisin pratiquées au siècle dernier avaient presque toujours un objectif thérapeutique précis. Le raisin était parfois associé au lait, ou à d'autres aliments. Il ne s'agissait presque jamais de cures exclusives telles que les préconise Johanna Brandt. Voici quelques cas de guérison.

Troubles digestifs

«Mme N., 40 ans, s'est mariée à l'âge de 18 ans, a eu deux enfants au début de son mariage. Bonnes grossesses, accouchements normaux.

«A l'âge de 38 ans, avortement ; pas de suites. Menstruation régulière. Femme très intelligente, très nerveuse. Est atteinte depuis quinze ans d'une dyspepsie(25) flatulente. Après chaque repas, ballonnement, éructations, nausées, forts maux de tête. Cet état dure deux heures environ. Très constipée, ne vient à la selle que par lavements et purgations. A suivi sans succès toutes sortes de régimes; a essayé des quantités de remèdes sans obtenir des résultats appréciables.

«Au mois de juillet 1906, je supprime tout remède et je la soumets au régime du jus de raisin frais, à la dose d'un verre à Bordeaux le matin à jeun, deux autres verres à chaque repas.

«Au bout de quelques jours, le bien-être se fait sentir. Le ballonnement disparaît, les éructations cessent et la malade va naturellement à la selle.

«Le régime alimentaire, qui se composait, depuis 15 ans, de laitages, de purées, d'œufs, etc., est peu à peu délaissé. Pendant trois mois, l'usage du jus de raisin est continué. Mme N. s'en trouve

(25) Troubles digestifs.

de mieux en mieux. Depuis six mois, elle a cessé d'en prendre. La digestion s'effectue normalement, les selles sont régulières, et aujourd'hui elle peut manger à table la même nourriture que sa famille.» (Dr Rey)[26]

Entérite

«R., âgé de 7 mois, élevé au biberon depuis l'âge de un mois, est atteint, depuis quelques mois, de gastro-entérite avec alternatives de constipation et de diarrhée. Enfant très maigre, au faciès de vieillard.

«Le 15 février 1907, je suis appelé à huit heures du soir. Je trouve cet enfant ayant 40°3 de fièvre, ventre très dur, faciès grippé. On me dit qu'il n'était pas allé à la selle depuis quatre jours et qu'il vomissait tout ce qu'il absorbait.

«Je lui ordonne un biberon de jus de raisin frais stérilisé mélangé à une cuillerée à dessert d'eau de Vals, toutes les deux heures.

«Une heure après l'absorption du premier biberon, une débâcle extraordinaire de matières fécales se produit et le petit malade s'endort d'un bon sommeil.

«Le lendemain matin, je ne trouve plus de fièvre, le ballonnement du ventre a disparu, les vomissements ont cessé. Va deux ou trois fois par jour à la selle. Même régime.

«Le 17 février, les selles sont régulières et normales. L'enfant est gai. Je conseille d'alterner un biberon de lait et un biberon de jus de raisin, toutes les deux heures.

«A la fin du mois de février, l'enfant a gagné du poids, ses selles sont maintenant régulières.

«J'ai très souvent l'occasion de revoir le petit R. Son état est excellent, il a fait quelques dents dans le courant de l'été, sans accidents. Il a une bonne mine et n'a jamais plus été malade.» (Dr Rey, ouvrage cité)

Constipation

«M. M., âgé de 44 ans, n'a jamais été atteint de maladie grave. A eu, il y a quelques années, des accès de fièvres paludéennes. Est atteint, depuis 11 ans, d'une constipation opiniâtre. Ne va à la selle que tous les sept ou huit jours. Il lui est arrivé, même, de rester quinze jours.

«Le 18 mai 1907, première visite : fortes coliques, ventre dur et ballonné, langue sale, fièvre (39°5). Il est immédiatement mis au

(26) Le raisin et le jus de raisin, leur valeur alimentaire et thérapeutique, par le Dr André Rey et Albert Dautry, Cahors, 1908.

régime du jus de raisin exclusif à la dose de un litre par jour, coupé avec de l'eau de Vals. Deux heures, environ, après le premier verre, il se produit une débâcle extraordinaire. Le malade va cinq fois à la selle.

«Le lendemain, la fièvre a complètement disparu, en même temps que les coliques. La langue demeure sale. Je conseille comme régime un litre de jus de raisin et un litre de lait par jour.

«Le 21 mai, le malade se trouve bien de ce régime, va deux fois à la selle par jour.

«Le 29 mai, le malade a de l'appétit, je permets des légumes verts et cuits, des œufs, des laitages, tout en continuant le jus de raisin.

«Le 2 juin, son état est excellent, je considère le malade comme guéri.

«J'ai l'occasion de revoir M. M. 5 mois après ; il a bonne mine et il va régulièrement à la selle tous les matins.» (Dr Rey, ouvrage cité)

Gastrite

«Mme J., âgée de 75 ans, elle n'a jamais eu d'autre maladie que celle qui nous intéresse. Elle est atteinte, depuis dix-sept ans, d'une gastrite chronique. Ne pouvait supporter aucun aliment, vomissant tout, même le lait ; très constipée, allait à la selle tous les quatre à cinq jours par lavements. Il y a huit ans, a fait une saison à Vichy et en a retiré un grand soulagement, mais elle n'a pas continué à cause de la dépense.

«Elle ne peut supporter aucune alimentation, vomissements fréquents ; constipation opiniâtre, ballonnements, fortes coliques, crises gastralgiques très douloureuses. Depuis six ans, elle est obligée de pratiquer quatre à cinq fois par jour et une fois la nuit le lavage de l'estomac avec le tube Fauché. Ce n'est qu'après ce lavage qu'elle peut conserver un peu de lait et de tisane. Etat général mauvais.

«Le 30 mai 1907, elle commence à prendre le jus de raisin à la dose de quatre verres par jour. Un verre le matin à jeun, à neuf heures et à cinq heures du soir et un demi verre à chaque repas composé de un œuf et une purée légère.

Dès le premier jour, elle ressent un grand bien-être. Deux heures après chaque verre, elle vient à la selle; les matières sont bilieuses. Les urines qui étaient rares sont plus abondantes, surtout la nuit.

«Pendant huit jours, même traitement. Les vomissements disparaissent peu à peu, ainsi que la constipation.

«Après huit jours, elle cesse le jus de raisin; l'amélioration continue. Elle peut manger des asperges, des soupes au lait, du poisson sans être dérangée. les crises gastralgiques sont moins nombreuses et, surtout, moins intenses. Le ballonnement a disparu. Les urines sont claires et abondantes.
«Après trois jours d'interruption, elle recommence le jus de raisin à la dose de trois verres par jour. Aux principaux repas, elle le coupe par moitié avec de l'eau de Vals.
«Le 10 septembre, je revois la malade. Elle a toujours continué le jus de raisin. La digestion s'effectue normalement à la condition de surveiller son régime alimentaire.
«Le 12 octobre, la malade va de mieux en mieux, son état général est bon.» (Dr Rey, ouvrage cité)

Artériosclérose et œdème

«M. F., âgé de 75 ans, ancien marin, présente de l'artériosclérose et, depuis quelques années, des lésions cardiaques. Asthmatique, emphysémateux.
«Le 15 octobre 1907, je constate un œdème considérable des membres inférieurs et de l'abdomen; dyspnée[27] très intense; des signes manifestes d'insuffisance mitrale. Urines rares, constipation cédant difficilement aux purgatifs. Je donne un litre de lait et un litre de jus de raisin frais par jour.
«Le 17 octobre, les urines sont plus abondantes, le malade va naturellement à la selle deux fois.
«Le 19 octobre, le malade urine quatre litres par jour, va trois fois à la selle naturellement. La dyspnée diminue, les œdèmes commencent à disparaître.
«Le 21 octobre, la quantité de quatre litres d'urine se maintient. Le malade va de mieux en mieux, les œdèmes disparaissent, la dyspnée n'existe presque plus; même régime.
«Le 25 octobre, la quantité d'urine diminue chaque jour pour se maintenir à trois litres. Les œdèmes et la dyspnée ont complètement disparu; le malade commence à manger et à vaquer à ses affaires.
«Le 10 décembre, j'ai l'occasion de revoir le sieur F. Son état général est bon, l'amélioration de ses lésions cardiaques continue.« (Dr Rey, ouvrage cité)

---

(27) Respiration difficile et irrégulière.

TÉMOIGNAGES DE MÉDECINS DU XIXe ET DU DÉBUT DU XXe SIÈCLE

Albuminurie

«Mme B. Albuminurie datant de deux ans, consécutive à une grossesse. La quantité d'albumine varie entre 0,50 et 3 malgré le régime lacto-végétarien et le régime déchloruré. Constipation. Urines peu abondantes (600 par jour en moyenne).

«Le 12 mai 1907, la quantité d'albumine est de 4 On donne deux litres de lait et un litre de jus de raisin frais par jour.

«Le 4e jour, c'est-à-dire le 16 mai, la quantité d'urine augmente progressivement chaque jour jusqu'au 25 mai où elle en émet trois litres en vingt-quatre heures.

«A partir de ce moment, la quantité d'urine diminue peu à peu. Ce régime est continué pendant trois semaines. L'albumine a complètement disparu, la malade commence à suivre un régime lacto-végétarien et continue l'usage du jus de raisin.

«J'ai l'occasion de revoir Mme B. au commencement du mois de juillet. L'albumine n'a pas reparu.» (Dr Delon, cité par le Dr Rey)

Rhumatismes

«Melle L., 50 ans, est atteinte depuis dix ans environ de rhumatisme chronique. Elle souffre beaucoup. Les eaux de Lamalou qu'elle a prises pendant trois années de suite n'ont pas amené un changement sensible dans son état.

«Sur les conseils d'une amie, elle se décide à prendre un vin sans alcool[28]. Après en avoir bu douze bouteilles, elle constate une amélioration sérieuse qui va en s'accentuant à mesure qu'elle fait un plus long usage de ce vin. Aujourd'hui les douleurs ont cessé. Elle peut vaquer à ses occupations sans être obligée de les interrompre à chaque instant, comme cela arrivait si souvent autrefois.» (Dr Pommier, cité par le Dr Rey)

Rhumatisme chronique

«M. P. P., âgé de 44 ans, souffrait depuis l'âge de 20 ans de rhumatisme chronique qui se manifestait chaque année à l'état aigu par au moins un mois de vives souffrances au lit. Traitement en été par les eaux d'Aix-les-Bains; en période de crise par le salicylate à haute dose.

«Depuis le mois d'avril 1907, le petit déjeuner a été remplacé par 25 à 30 centilitres de jus de raisin frais stérilisé. Parfaite régularisation des fonctions digestives : selles normales et quotidiennes.

(28) Nom donné à l'époque au jus de raisin en bouteilles.

«En juin 1906, une dernière attaque de rhumatisme qui n'a duré que trois jours, pendant lesquels le patient n'a pris comme boisson et nourriture que du jus de raisin frais.

«Depuis cette époque, aucune atteinte, aucune douleur. Plus de saison à Aix depuis deux ans, plus de salicylate.

«M. P. P. boit en outre très souvent à table, en guise de vin, du jus de raisin frais stérilisé coupé d'eau ordinaire. Il a supprimé toute eau minérale.» (Dr Rey, ouvrage cité)

Typhoïde

«M. G., âgé de 22 ans, est atteint depuis le 28 août 1907 d'une fièvre typhoïde très grave, avec températures variant entre 40° et 40°8. Traitement par les bains tièdes et le régime lacté.

«Le 3 septembre 1907, la température du matin est de 40°1, celle du soir 40°6. Urines rares (600 en vingt-quatre heures), constipation malgré les lavements; le malade est déprimé. Je continue le même traitement et je donne, en outre, trois grands verres de jus de raisin frais par 24 heures.

«Le 4 septembre, 40°5, le soir. Etat stationnaire.

«Le 5 septembre, 40°4 le soir, même état. Une selle après le verre du matin, la quantité d'urine est montée à 2,1 litres.

«Le 6, la température tombe à 39° le soir. Même quantité d'urine. Etat général meilleur.

«Le 12, la quantité d'urine est de 3,2 litres ; trois selles dans la journée. La température vespérale est de 38° ; elle se maintient ainsi jusqu'au 23 septembre.

«Le 23 septembre. Quantité d'urine : 3,5 litres, trois selles. La température est de 37°9.

«Le 1er octobre, la température a baissé progressivement. Suppression du jus de raisin.

«Le 6 octobre, la quantité d'urine est tombée à un litre. La température monte à 39°2 et se maintient.

«Le 8 octobre, je recommence l'usage du jus de raisin. Dès le lendemain, la quantité d'urine monte à 2,8 litres, trois selles dans la journée, la température tombe à 38°2.

«Les jours suivants, même quantité d'urine, la température se maintient entre 37°2 et 37°5.

«Le 15 octobre 1907, le malade entre en convalescence.

«Le 23 octobre, M. G. est complètement guéri.» (Dr Rey, ouvrage cité)

TÉMOIGNAGES DE MÉDECINS DU XIXe ET DU DÉBUT DU XXe SIÈCLE

Bronchite

«Melle X., 18 ans, eut il y a un an un «mauvais rhume». A la suite, la jeune malade constata que ses forces diminuaient — sueurs nocturnes, petite toux sèche et fréquente qui la fatiguait beaucoup. Deux médecins consultés portèrent le diagnostic de «bronchite du sommet». Malgré une médication énergique, la maladie progressait chaque jour.

«Les parents veulent essayer le jus de raisin qui avait fait du bien à une personne de leur connaissance. Ils en font venir deux caisses. Craignant de voir retarder un mariage qu'ils désirent beaucoup, ils n'ont pas voulu laisser les médecins ausculter leur fille, mais tout le monde est frappé du changement qui s'est produit chez la malade. L'embonpoint, la coloration des joues ont succédé à la pâleur et à l'amaigrissement. Elle-même se sent bien et attribue cette amélioration à l'usage du jus de raisin frais stérilisé.» (Dr Pommier, ouvrage cité)

Pneumonie

«M. R., par suite d'une exposition imprudente au froid, pendant les fêtes du mariage de Napoléon 1er en 1810, avait contracté une pneumonie grave qui mit sa vie en danger. Sa dame, soumise aux mêmes influences, succomba dans l'hiver de 1810-1811.

«A la suite de cette maladie, M. R. était resté dans un état valétudinaire qui ne lui permettait aucun travail; il gardait même le lit la plupart du temps. Il avait atteint ainsi l'automne de 1811 et les raisins si remarquables de cette époque commençaient à paraître. Pariset, son médecin, lui ayant permis de grandes quantités, il alla jusqu'à un panier par jour.

«Se trouvant très soulagé par ce régime, il le continua tant qu'il fut possible d'avoir des raisins et finalement se rétablit au point de fournir une longue carrière. Il est mort à 91 ans, n'ayant conservé de sa maladie de 1811 qu'une disposition habituelle à l'expectoration.

«Pendant cinquante ans il n'a cessé de raconter à tous ses amis qu'il avait dû la vie aux raisins.» (Dr Herpin)(29)

Coliques néphrétiques

«Un excellent homme bien connu dans la région et que je rencontrais souvent sur ma route (il était employé dans une gare entre

(29) «Du raisin considéré comme médicament», par le Dr J.-CH. Herpin, Paris, 1874.

Nîmes et Euzet) me demanda conseil, un jour, pour une gravelle sévère. Les crises étaient fréquentes et il expulsait, avec des coliques atroces, d'énormes graviers uriques.
«Très bien armé contre ces sortes d'affections, toujours traitées avec succès par les eaux d'Euzet, je lui apportai une caisse de cette eau, lui promettant de mettre un terme à ses souffrances.
«Quelque temps après, je pris de ses nouvelles ; sa situation n'avait pas changé, il avait toujours des crises aussi fréquentes et aussi douloureuses. Comme je lui témoignais mon étonnement, il m'avoua qu'il avait, pour l'eau, une répugnance invincible et qu'il ne pouvait se résoudre à en boire.
«Plus tard, je revis ce singulier obstiné. Il était guéri ! Par quel moyen ? «C'était, dit-il, à l'époque des vendanges. Ayant le culte de tout ce qui tient au raisin, je me gorgeais du moût que chaque charrette chargée de raisins contient dans sa partie déclive. J'en fis un usage immodéré et, depuis cette époque, je ne souffre plus.» (Dr Perrier, cité par le Dr Rey).

CHAPITRE XIV

Quelques lecteurs des «Quatre Saisons du jardinage» racontent leur cure

Nous avons sélectionné ici quelques-uns des témoignages particulièrement significatifs parmi les cinq cents que nous avons reçus. Nous avons volontairement respecté le style — parfois télégraphique, parfois familier — des auteurs.

«Légèreté physique et intellectuelle»

Enchantée d'une première cure de 18 jours en 1988, Mme C.A. décide de recommencer en 1989.

Motivations

«Pour des raisons de santé (irritation de l'estomac, colites fréquentes), pour me purifier le sang, pour le bien-être autant physique que moral que j'en retire, et en dernier lieu pour me prouver que je suis capable de «tenir».»

Récit de la cure

«J'avais très envie de recommencer après «la pleine forme» de ma première cure. Pas de jeûne préparatoire, pas de lavement (trop rébarbatif), mais une purge de sulfate de magnésium le matin du premier jour. Pouah ! (je n'ai pas recommencé). Alimentation sans viande depuis quinze jours environ, et légère deux jours avant. J'avais fait ma première cure en 88 avec du raisin *non* biologique. Mais cette année j'ai fait l'effort financier de l'achat de raisin «bio». La première semaine avec la variété Alphonse-Lavallée, trop peu sucrée. Heureusement, la deuxième semaine, j'ai trouvé du muscat de Hambourg, délicieux. Au début je mangeais 2 kg par jour en mâchant et avalant peaux et pépins, puis, au bout de quatre ou cinq jours, je mangeais environ 1,7 kg répartis en huit repas de 250 grammes environ, toujours en avalant peaux et pépins. Selle régulière tous les matins, quelquefois une autre en fin d'après-midi. Malgré la qualité du raisin, au bout de quinze jours j'en avais assez. Plus fatiguée que l'an dernier. Cure difficile à supporter les derniers jours surtout à cause du froid (je veux dire de la baisse de la température extérieure) le matin et le soir. Bu un seul verre d'eau chaude le matin (5e jour) où j'ai eu 37°7 de température.

«Peut-être un peu plus fatiguée avant de commencer la cure que l'an dernier, mais même activité physique que d'habitude, avec besoin d'un quart d'heure environ de repos pour récupérer. Mais tout de même une extraordinaire impression de légèreté physique (j'ai perdu 4 kg en six jours la 1ère semaine, puis plus de perte de poids) et intellectuelle. Une nouvelle envie d'entreprendre m'est venue.

«P. S : au bout de quatre jours de reprise alimentaire normale, la pleine forme revient ! C'est formidable !»

«Une perte de poids de 9 kg sans qu'il en coûte»

Mme M.B. fait sa première cure — cinq semaines — en 1989.

Motivations

«Parce que ma sœur l'a déjà faite deux fois. Parce que j'ai 10 à 12 kilos à perdre. Parce que je me sens très encrassée, avec des articulations raides, et que je ne suis pas sûre de ne rien «couver».»

Récit de la cure

«Cinq semaines dont deux jours de jeûne préparatoire. Un lavement de temps en temps, mais surtout la 5e semaine, marquée par le dégoût du raisin, trop sucré et sans parfum. Pépins avalés entiers sauf la 5e semaine, où je les ai rejetés. Peaux absorbées intégralement au début, partiellement la 4e semaine et presque pas la 5e.

«Quantités consommées : 1,4 kg au début puis diminution progressive jusqu'à 900 g. Raisins bio, exclusivement, et eau de Volvic (en moyenne 3/4 de litre). Sensation de soif faible au début, puis s'intensifiant au fil des semaines.

Bien-être général à partir de la 3e semaine ; 4e semaine magnifique et 5e écœurée du raisin mais en forme (avec petites douleurs dans les os par ci, par là (décalcification ?). Pas de problèmes psychologiques ou physiques et surtout pas de faim ; une perte de poids de 9 kg sans qu'il en coûte alors que j'étais incapable de me restreindre, ça devenait invivable avec culpabilisation, etc.»

QUELQUES LECTEURS DES "QUATRE SAISONS DU JARDINAGE" RACONTENT LEUR CURE

«Regret de ne pas continuer»

J.-F. B. fait chaque année, depuis cinq ou six ans, une cure de raisin de neuf à dix jours (trois semaines en 1988). En 1989, il se lance dans une cure de quatre semaines.

Motivations

«Maigrir (excès de poids fluctuant de 10 à 30 kilos) ; «lavage» ; besoin physiologique plus ou moins nettement ressenti de faire une pause dans mon «gavage» quotidien ; curiosité : que ressens-je ? Expérience qui remue...»

Récit de la cure

«Quatre semaines. Pas de phase préparatoire (mais j'évite de bâfrer). Pas de lavements. Raisin biologique, quand j'en trouve et qu'il me plaît (30% des cas). Raisins frais, avec grains et peaux, quatre ou cinq fois par jour, entre 1 et 2 kilos au total. Aucune mastication. Reprise sur trois jours, à base de légumes, fruits, protéines, en évitant les céréales.

«Lourdeurs de tête persistantes et léger «malaise» lors des deuxième et troisième semaines, puis dernière semaine très facile : disponibilité, aisance physique, légèreté...

«Regret de ne pas continuer. Mais sait-on quand il faut s'arrêter ? Les seuls efforts de «volonté» se font au début. Après trois semaines, tout est très facile : on se sent bien, l'organisme s'est habitué et l'on pense avec regret à cette légèreté que l'on va perdre en retrouvant l'alimentation ordinaire. Même quand on mange «bio», c'est différent.»

J.-F. B. a perdu 10 kilos pendant sa cure.

«La peau se porte à merveille»

Mme P. P.-B. fait régulièrement des jeûnes de courte durée. En 1989, elle essaye une cure de raisin de dix-huit jours.

Motivations

«En remplacement du jeûne d'automne. Dans un but d'élimination des toxines. Excès de cholestérol.»

Récit de la cure

«Phase préparatoire : deux jours avec lavement, un jour de jeûne strict (avec eau seulement).

«Dix-huit jours de raisin. Raisins du commerce courant très bien lavés. En Bourgogne, je vois les traitements infligés aux raisins !

J'ai trouvé, mais trop tard, l'adresse d'un vigneron biologique. Quantité : 1,5 kg par jour. J'ai mangé la peau et les pépins, mais sans mâcher les pépins.
«Trois jours de reprise : 1er jour: bouillon de légumes ; 2e : trois pommes de terre. 3e : pommes de terre suivant mon appétit (quatre ou cinq par petits repas).
«Excellent état général. Aucun problème de faim, pas la moindre fatigue ou la moindre nervosité. J'ai travaillé exactement comme à l'accoutumée, y compris pour les travaux nécessitant de la force physique. Vers la fin de la cure j'aspirais au sel, très fortement.
«Je suis habituée aux jeûnes de courte durée et je n'avais, par conséquent, aucune appréhension à m'engager dans cette cure. Mais, étant donné sa facilité et son efficacité, je suis toute disposée à recommencer l'année prochaine. Mon gros excès de cholestérol (héréditaire, vraisemblablement, dit le médecin) se voit ramener à un minimum[30], que je compte bien encore réduire à la prochaine cure. Idem pour le problème de constipation. Mais il m'a fallu presque deux semaines pour constater vraiment les effets. Certaines lectrices des «Quatre Saisons» parlaient des heureuses conséquences de la cure sur la peau. Je ne suis nullement coquette, mais, à entendre les réflexions qui me sont faites par des gens qui ignorent ou qui ignoraient mon engagement dans cette cure, je peux garantir que la peau se porte à merveille après, bien qu'à 71 ans on ne puisse pas prétendre à une peau de jeune fille. C'est étonnant !
«J'ai, jadis, beaucoup souffert de rhumatismes (dès l'âge de 9 ans) et d'arthrite, mais grâce au régime quasi végétarien-céréalien et aux jeûnes, je ne souffre plus ou très rarement. En cas de rechute (rare) je fais immédiatement un jeûne, qui résout à chaque fois le problème. J'utilise aussi l'argile et j'obtiens de très bons résultats.»

«Excellente forme»

«Mme A.-M. C. fait sa première cure de raisin (15 jours) en 1989.

Motivations

«Nettoyage interne. Désintoxication du chocolat (j'en mange facilement une tablette par jour). Et je souhaite retrouver ma ligne de jeune fille en perdant mes 6 kilos superflus à mon goût.»

---

(30) Le taux de cholestérol est passé de 2,94 (avant la cure) à 2,29 (après).

Récit de la cure

«Durée de la cure : 15 jours sans cesser de travailler (avec trois heures de transport par jour). Phase préparatoire les 17 et 18 août ; perdu 2 kg. Me met le moral au beau fixe et en super forme. Je vide et nettoie les placards de la cuisine et le congélateur. Lavement Normacol à jeun les 18 et 19. Je mange environ 700 g à 1 kg de raisin par jour (surtout du chasselas). Le muscat me donne des aphtes et une sensation d'angine. Je le prends en jus passé au mixer et filtré.

«Je mange du raisin à chaque fois que j'ai faim. Ce n'est pas le cas le matin. Super forme. Pas de fatigue. Aucun problème de constipation et pas faim. Excellente forme en général, juste un léger étourdissement de deux secondes en jardinant un peu fort.

«Un mois après la fin de la cure, je pèse 50 kg(31). Je mange légumes et céréales et ne grignote plus entre les repas.»

«Clarté intellectuelle»

M. A. F. effectue, lui aussi, sa première cure en 1989.

Motivations

«Je me sentais trop gros. Une grande curiosité : j'avais envie de voir ce que ça pouvait donner.»

Récit de la cure

«Durée : 3 semaines. Deux jours de jeûne préparatoire. Pas de lavement. Raisin de ma propre production, non traité (chasselas) plus muscat biologique acheté. Raisins ingérés : entre six et huit grappes par jour, avec grains et peaux. Reprise alimentaire sur trois jours, avec légère constipation.

«Accentuation de la frilosité vers la fin de la cure. Perte de poids de 10 kg. La langue s'est chargée progressivement durant les deux premières semaines, au point de former une raie noire sur le milieu. Disparition de ce phénomène en trois jours au début de la 3e semaine. Etat de clarté intellectuelle d'une grande acuité. Sensation de légèreté. La peau est devenue beaucoup plus lisse et plus souple. Un gros grain de beauté sur l'abdomen a diminué de moitié. Les séquelles (douleurs) d'une opération du ménisque ont disparu. L'odorat pour les aliments s'est nettement amélioré, ainsi que le goût. J'ai pris plaisir à mastiquer longuement. J'ai surtout envie de manger des céréales.»

---

(31) Note de l'éditeur : Mme A.-M. C. pesait 54,5 kg avant la cure.

«Mon bébé n'a pas dépéri!»

Mme B. G.-T. entreprend une cure de 7 jours tout en allaitant intégralement son bébé de deux mois.

Motivations

«Manque global de tonus (accouchement il y a deux mois), insomnies rebelles, mastites[32] à répétition en cours d'allaitement m'ayant obligée à utiliser des antibiotiques (homéopathie inefficace).»

Récit de la cure

«Durée : 7 jours ; quasiment pas de préparation. Mais je pense avoir une bonne hygiène de vie : pas de tabac, pas d'alcool, pas de café ; un thé le matin. Cuisine à base de céréales, légumes, produits laitiers et fruits. Tout en allaitant mon bébé, je n'ai pas voulu prendre du sulfate de magnésium (pas eu non plus envie de faire un lavement). J'ai consommé environ 2 kg de raisin «biologique» blanc ou noir, avec grains et peaux (quatre à cinq petits repas par jour), ainsi qu'un demi-litre d'eau. La reprise alimentaire a été rapide (plaisir de manger de tout), mais sans problèmes.
«J'ai beaucoup hésité avant d'entreprendre cette cure de raisin car j'allaitais complètement mon bébé de deux mois. Mais je la faisais justement en partie à cause des infections des seins contractées en allaitant. Je me demandais comment j'allais fabriquer 1/2 à 1 litre de lait par jour à partir du seul raisin, en ayant peu de réserves. (Je pesais 53 kg pour 10). Je pensais interrompre la cure en cas de problèmes. En fait, tout s'est très bien passé. Bonne forme physique, entrain, absence de faim, mais une certaine lassitude de manger toujours du raisin (mais, après la cure, j'aime toujours autant le raisin). J'ai eu plus de lait que d'habitude et mon bébé n'a pas dépéri ! J'ai perdu 5 kg et en ai repris 2. J'aurais pu continuer la cure plus longtemps mais n'ai pas jugé raisonnable de le faire.»

«Très bonne forme physique et mentale»

Le Dr N. L. n'a pas fait les choses à moitié : une cure de 40 jours pour sa première expérience !

Motivations

«Expérimentation personnelle avant de conseiller éventuellement la cure de raisin à des patients l'an prochain.»

---

(32) Inflammation de la glande mammaire.

Récit de la cure
«40 jours complets. Deux kilos de raisin par jour avec 40 grammes d'huile de tournesol à partir du 10-12e jour ; en mangeant et en mastiquant peau et pépins. Pas de lavement. Reprise alimentaire progressive avec des repas dissociés.
«Grande facilité jusqu'au bout, malgré une perte de poids importante (de 52 kg à 45 kg) sans réduction des activités sociales et professionnelles. Par contre, les footings ont été arrêtés au 22e jour, j'ai réessayé le 40e mais j'ai dû arrêter après deux kilomètres car mes jambes n'avançaient plus. Très bonne forme physique et mentale.»

«Très dynamique»

M.-T. C. est une habituée de la cure de raisin, qu'elle pratique depuis vingt ans.

Motivations
«Depuis plus de vingt ans je fais la cure chaque année et je m'en trouve fort bien. Plus dynamique, équilibre du poids. Je me suis mise à la cure de raisin pour guérir un ulcère à l'estomac. J'ai eu de très bons résultats bien que cette première cure ait été longue (trois semaines) et difficile.»

Récit de la cure
«Rien à signaler sinon que pendant la cure (10 jours) je me suis sentie très dynamique.»
M.-T. C., qui a 74 ans, ajoute qu'elle fait beaucoup de marche, notamment 5 à 7 km une fois par semaine, sans être fatiguée, même en période de cure. Elle est végétarienne.

«Psychologiquement, ce fut formidable»

B. F. effectue sa première cure (15 jours) en 1990.

Motivations
«Anémie légère depuis deux ou trois ans. Mal de dos.»

Récit de la cure
«Cette cure s'est bien passée. Pas de migraines. Sur le plan physique, la première semaine j'ai vécu au ralenti, plutôt par précaution, et n'ai assumé que les tâches ménagères quotidiennes. En revanche, la deuxième semaine, j'ai fait mon jardin sans problème. La grande surprise : aucune sensation de faim, et des sens (vue, odorat) plus développés. Psychologiquement, ce fut formidable.

A noter : une envie, au bout de la deuxième semaine, de manger autre chose sans pour autant être lassée du raisin. Il faut dire que, pendant toute cette période, je préparais à manger pour les autres membres de la famille.»

«Un peu déçue, mais en très bonne forme»

G. G. fait, elle aussi, sa première cure, pendant 11 jours.

Motivations
«Par souci de bonne santé, de purification physique et psychique. Par curiosité. Pour mon bien-être. Pour m'éclaircir l'esprit au moment de prendre des décisions.»

Récit de la cure
«Fatigue le premier jour. Frustrations vers le 5e jour : envie de manger autre chose. Ecœurement à cause de l'excès de sucre : besoin de changer de variété de raisin (le blanc est moins sucré que le muscat). Un peu déçue par la cure : je m'attendais à l'euphorie ! Mais tout de même très très bonne forme, pas de fatigue, pas de faim, changement des habitudes super, gain de temps pour faire autre chose.»

«J'ai craqué deux ou trois fois»

M.-T. N. se laisse entraîner dans l'aventure de la cure de raisin par une amie.

Motivations
«Décrassage de mon organisme. J'ai de l'hypertension (je suis soignée par homéopathie). Je prends du Coronal depuis plusieurs mois. Curiosité.»

Récit de la cure
«Une amie m'a proposé de faire une cure de raisin en même temps qu'elle, au mois de septembre. J'ai accepté, ne sachant pas trop ce qui m'attendait.
Quelques semaines avant le début, je me suis préparée psychologiquement à cette nouvelle aventure.
«Mon amie me propose de m'acheter le raisin. J'accepte. Ce sera du dattier et de l'Alphonse-Lavallée. Le dattier passe très bien, il est sucré, tout va pour le mieux. Mais l'autre ne me convient pas du tout, il me râpe la langue et je le trouve trop fade. Bref, j'achète du muscat et rend le Lavallée à mon amie. Ca va mieux ! Ma cure se déroulera avec du muscat noir, du dattier et du chasselas.

«Jusqu'au 5e jour, tout va bien ! Je me sens légère (je perds deux kilos les deux premiers jours !) ; je n'éprouve aucune envie de manger, même lorsque je fais la cuisine ou que des amis passent et mangent avec Jean-Noël.
Mon pH urinaire passe de 6 à 10.
«Le 6e jour, j'ai un creux à l'estomac, le soir en faisant la cuisine pour Jean-Noël (le midi je ne vais pas manger à la cantine, apportant mon kilo de raisin au bureau pour le grignoter tout au long de la journée).
«Les collègues me traitent de folle ou d'imprudente, jusqu'au médecin du travail qui prétend que je vais avoir des carences en vitamines. Ni une, ni deux, je lui envoie une photocopie de l'article de Claude Aubert sur la cure de raisin ainsi que la composition complète du raisin que j'ai trouvée dans le bouquin de Valnet «Se soigner et guérir en mangeant des fruits, des légumes et des céréales». Pas de réaction !... Peut-être à la prochaine visite ?
«Plus les jours passent, plus mon appétit enfle. Je suis plutôt du type anorexique légère... Pas un gros appétit, mais de temps en temps j'aime bien manger. Je vais jusqu'à faire autre chose pour éviter de regarder les autres déguster. J'ai craqué deux ou trois fois ; oh ! pas grand-chose, deux cuillères de spaghetti végétal(33), deux tranches de pain bio et une part de tarte aux mirabelles maison (cela sur trois jours)... et mon pH urinaire est retombé à 6 !
Malgré cet appétit rageur, je tiens le coup... Et le dernier jour fixé, je me prépare un potage et un «spaghetti végétal» gratiné. Je mange mon assiette complète et deux cuillères de gratin. Délicieux !
«Cette cure a été plutôt positive pour moi et je suis prête à recommencer l'an prochain, peut-être sur une plus longue période.»

«Forme excellente, mais écœurement du raisin»

D. O. fait chaque année un jeûne de 12 jours au printemps et une cure de raisin de 15 jours à l'automne.

Motivations
«Par nécessité : sentiment d'être lourde, encrassée après les excès de l'été. Besoin d'«épuration». J'ai l'impression que la cure me donne un coup de tonus avant d'affronter l'hiver.»

Récit de la cure
«Forme excellente. Fatigue disparue. Impression de légèreté. Meilleur caractère : beaucoup moins irritable et énervée. Seuls points

(33) Note de l'éditeur. Le spaghetti végétal est une sorte de courge.

noirs : le froid extérieur et intérieur, l'envie d'absorber quelque chose de chaud, l'écœurement du raisin.»

«Le problème a été la reprise»

P. R. fait régulièrement des jeûnes de 5 jours. En 1990, elle expérimente la cure de raisin sur 8 jours.

Motivations
«N'ayant pu faire de jeûne au printemps, je me «rabats» sur une cure de raisin, que je n'avais pas encore faite.»

Récit de la cure
«La cure de raisin me paraît beaucoup plus facile que le jeûne quand il s'agit de nourrir ma famille, avec quatre enfants dont trois ont moins de cinq ans. Il faut que le raisin soit très bon, ce qui était le cas, et alors c'est un vrai plaisir. Cette impression «purifiante» me semblait encore plus forte qu'avec le jeûne. Le problème a été la reprise, que je pensais acquise au deuxième jour. Trop mangé, fortes diarrhées. J'ai recommencé à zéro, puis tout s'est arrangé.»

«Mon arthrite est toujours là»

G. F. a battu tous les records de durée avec plus de deux mois de cure !

Motivations
«Problèmes d'arthritisme.»

Récit de la cure
«Ayant lu «La cure de raisin» de Johanna Brandt, j'ai décidé de l'expérimenter afin d'essayer de me débarrasser de mes problèmes arthritiques. Donc, dès que je pus me procurer des raisins biologiques, je commençai ma cure. C'était le 31 août 1986. Bien décidé à ne pas faire les choses à moitié, j'ai suivi scrupuleusement les indications de Mme Brandt. Premier jour : nettoyage complet du tube digestif par une purge, suivi de deux jours de jeûne. Ensuite, j'ai commencé la cure proprement dite. Chaque matin, je préparais six ou sept sachets d'une demi-livre de raisins, et j'en prenais un chaque deux heures environ. J'ai fait ça pendant deux mois, ce qui m'a amené jusqu'à Toussaint. Durant cette période, j'ai perdu 14 kg, et la plus grande partie de mon énergie. Je ne marchais plus ; je me traînais. Et puis, soudain, à la fin de la huitième semaine, je me suis senti dans une forme excellente, sans avoir rien changé à mon alimentation. La phase d'élimination était terminée, et la phase de restructuration commen-

çait. J'ai continué la cure une semaine encore, avant de reprendre une alimentation plus variée.

«Pendant la première semaine de reprise alimentaire, je me suis borné à prendre des jus de différents fruits, en plus des raisins. La deuxième semaine, j'ai ajouté les fruits eux-mêmes. La troisième semaine, j'ai pris aussi des jus de légumes, ensuite j'ai commencé à prendre quelques crudités, etc. Je n'ai repris une alimentation normale que courant décembre. Malgré tout, j'ai ressenti parfois que cette reprise alimentaire était trop rapide. N'oublions pas, en effet, que la reprise doit être très progressive et durer aussi longtemps que la cure elle-même.

«Mon arthrite est toujours là, bien sûr, car je savais bien avant de commencer qu'il faudrait au moins trois ou quatre cures pour en venir à bout. J'ai changé d'emploi, de lieu de travail et de résidence, et ces nouvelles conditions de vie ne me permettent pas de faire une nouvelle cure. Mais, je suis bien décidé à recommencer dès que la possibilité m'en sera offerte.»

Tout au long de ces deux mois, jamais je n'ai ressenti le dégoût du raisin ; si cela arrive, on ne doit surtout pas se forcer à en prendre, mais s'arrêter pendant un jour ou deux, en jeûnant tout simplement.

«Enfin, ce que j'ai trouvé de plus extraordinaire fut cette sensation de pleine forme et d'entrain que j'ai ressentie à la fin de la cure, et qui s'est maintenue par la suite.»

«Je ne souffre plus de mes douleurs aux poignets»

E. T., 69 ans, souffre d'arthrose (spondylarthrite aux deux poignets). En 1990, il fait sa 3e cure de raisin.

Motivations

«J'ai fait cette cure parce que j'étais, de l'avis des médecins traitants, condamné à finir sur un fauteuil roulant. Aujourd'hui, je travaille a peu près normalement. Ce résultat va vraiment au-delà de toute espérance.»

Récit de la cure

«Seul fait marquant : j'ai perdu 10 kilos. De toute manière, depuis ma première cure en septembre-octobre 1988, je ne souffre plus de mes douleurs aux deux poignets. Le fait marquant de ma première cure fut une douleur brûlante au pied droit, douleur qui a duré six jours ; je souffrais tellement la nuit que je mettais trem-

per mon pied dans de l'eau chaude pendant plus d'une demi-heure ; puis la douleur brûlante s'atténua et disparut. Pendant les deux autres cures je n'ai rien ressenti.
«Je passe tous les ans un examen radiographique des deux poignets ; les deux derniers examens montrent que les lésions n'ont pas progressé. Après la cure, j'ai un meilleur sommeil, une meilleure digestion et une grande souplesse retrouvée. Si ces renseignements, qui sont réels, peuvent porter profit à ceux qui souffre d'arthrose, j'en serais très flatté.»

«J'ai offert à ma fille une maman en meilleure santé»

M. D. raconte l'itinéraire qui l'a menée des drogues plus ou moins dures à la cure de raisin.

Motivations
«De 18 à 22 ans, tout en fumant deux paquets de cigarettes par jours, j'usais de haschich et d'acide de temps à autres. A 23 ans, j'ai cessé tout contact avec ces drogues parce que c'était trop, tout en continuant à fumer deux paquets jusqu'à ce que je sois enceinte. Le fait d'avoir perdu deux enfants avant terme m'a motivée quant à un changement radical de mon être. J'ai cessé les cigarettes et m'en porte à ravir, et j'ai complètement transformé ma façon de me nourrir (je mangeais n'importe quoi n'importe quand, beaucoup de boîtes, du porc, du sucre, des graisses en grande quantité). Ainsi j'ai offert à ma fille, à sa naissance, une maman en meilleure santé et bien décidée à lui indiquer la bonne direction pour atteindre une bonne qualité de vie. Si bien que depuis quatre ans, je suis devenue végétarienne, ne consommant que des produits biologiques. Je fais mon pain et mon fromage blanc. J'ai découvert la sophrologie, le plaisir de faire du sport, le plaisir de s'ouvrir aux médecines naturelles et je suis merveilleusement bien dans ma tête et mon être.
«La cure de raisin m'a semblé être une expérience à tenter, compte tenu des toxines accumulées il y a quelques années. Un moyen de se nettoyer en profondeur, même si je n'en souffre plus actuellement.»

Récit de la cure
«Ma cure a duré une semaine avec une phase préparatoire de un jour (suppression du café, du thé, du sucre, etc.) et deux cuillères à café de sulfate de magnésium le premier jour. J'ai absorbé 1 kg de raisin au maximum par jour car je n'avais pas vraiment faim. J'ai associé raisins «bio» et non «bio», et j'ai absorbé la tota-

lité des grains et des peaux. La reprise alimentaire s'est faite sur quatre jours. Le plus difficile a été de ne pas me remettre à manger trop vite, car j'avais une envie folle de manger du salé, des légumes, surtout du pain.
«Le plus pénible pendant la cure, c'étaient les tentations lors de la préparation des repas pour ma famille. Non pas que j'eusse faim, mais les odeurs me tentaient. Mis à part un mal de tête agaçant le premier et le deuxième jours (moins fort) et une impression de froid (j'étais même gelée), le premier jour surtout, la cure s'est fort bien passée. Le deuxième jour j'étais déjà bien mieux et, tout au long de la semaine, j'étais rayonnante, en pleine forme, continuant mes grandes balades à vélo sans avoir de problèmes, je dirai même avec plus de vitalité. Tout en dormant moins, car je ne faisais pas la sieste habituelle, j'étais sans fatigue. Le seul petit problème est que, souffrant de crevasses aux pieds, j'ai eu la désagréable surprise d'en voir une autre apparaître et les premières se réouvrir. Est-ce le fait de ne pas manger d'huile ? Car si j'ai eu la peau douce au bout de deux jours, mes talons sont restés secs. Mes yeux n'étaient plus gonflés du tout au réveil. Super !»

«Pas facile lorsqu'on travaille aux champs !»

F. G. s'est lancée dans une cure de 21 jours tout en cueillant des tomates dix heures par jour.

Récit de la cure
«21 jours de cure, semi-jeûne la veille (dimanche) ; pas de lavement ; raisin non «bio» les quatre premiers jours, puis les trois derniers ; 900 g à 1 kg 100 par jour, noir et blanc ; absorption des peaux mâchées et des pépins croqués une fois sur deux ! Reprise alimentaire très éprouvante avec envie terrible d'aliments que je ne consommais pas auparavant (viande et sucreries notamment). Très grande frilosité 24 h sur 24, «perte» d'énergie pour le travail ! Moral assez bon ; mais ce n'est pas facile de manger du raisin froid, et de boire froid, lorsqu'on travaille aux champs dix heures d'affilée (avec quatre pauses de 10 minutes pour le raisin !) et qu'il y a un mistral à décorner les bœufs ! Voir les autres manger ne m'a pas gênée outre mesure, ni sentir la nourriture.»

Commentaire envoyé deux mois après la fin de la cure : «Avec deux mois de recul, je peux dire que je me languis de l'automne prochain pour cinq à six semaines de raisins ! Et j'ose espérer que, cette fois, la reprise alimentaire se fera avec moins de regrets, et plus de douceur. Sans doute aurez-vous peine à me croire, mais moi qui n'ai jamais eu de talents culinaires, moi qui n'ai jamais tellement aimé cuisiner, moi qui n'avais pas du tout envie de rester des heures à concocter des petits plats... je me suis surprise à «fantasmer», un jour, pendant la cure, sur tout cela. Et, le plus tragique, c'est que j'ai réalisé le dit «fantasme». C'est peut-être bien, mais je crois que j'aurais préféré ne jamais découvrir ce goût subit pour la grande cuisine. J'essaie de me raisonner, mais... Comme quoi, la cure de raisin, OK ! Même si je l'ai faite volontairement, et sans privation, il y a eu comme un «hic» quelque part. Je n'ai pas réussi encore à savoir où, et j'espère le découvrir... l'an prochain !»

«Légèreté et bien-être»

D. G. s'est fait vendangeur-curiste cinq années consécutives.

Motivations

«On vidange régulièrement mais partiellement. Nous sommes des vespasiennes ambulantes. Alors pourquoi ne pas faire la grande vidange pendant les vendanges ?

«Sensation de légèreté et de bien-être physique et psychologique lors des cures précédentes.»

Récit de la cure

«En 1985, je décide de dénicher un emploi de vendangeur coupeur pour faire ma première cure de raisin. Je me retrouve chez J.-P. F., viticulteur biologique en Alsace.

«1ere cure. Après quatre jours de vendange mon employeur était inquiet et je dus renoncer à continuer.

«2e cure. Un an plus tard je reviens dans la même famille sympathique, qui était déjà rôdée à mon expérience, et prolonge la cure huit jours.

«3e cure. En 1987, je récidive, toujours au même endroit, et pendant douze jours je ne mange que du raisin.

«4e cure. Je reviens en 1988 dans ce merveilleux vignoble alsacien pour une cure de seize jours.

«5e cure. Fort de ces quatre années d'expérience, en 1989 je change de cap et je me retrouve en Gironde. Ici l'ambiance est aussi conviviale et chaleureuse, tous les ingrédients sont réunis pour réussir ma cinquième cure uvale.

«Pendant seize jours, j'ai consommé uniquement du raisin ; à partir du 17e jour, une légère lassitude aidant, j'ai décidé de faire un repas de céréale vers 180 (spaghetti + oignons).

Je n'ai ressenti ni faim ni soif pendant toutes mes cures. Les cinq premiers jours, ma consommation était de 1 à 2 kg de raisin, pour aller en diminuant au fur et à mesure que les jours passaient.
«Qualité du sommeil pendant la cure. Sensation de légèreté.
«Pendant toutes ces cures voici comment je procédais : à 7 h 30 petit déjeuner dans la vigne avec du raisin très très frais, couvert de rosée. Durant toute la matinée, je «grignotais» suivant mon envie. Je profitais de la pose de midi (12 h à 13 h 30) pour faire une sieste sous un arbre. L'après-midi, de 13 h 30 à 17 h 00, je dégustais du raisin à volonté.
«Mon travail de coupeur durait 7 h 30 par jour. A la fin de la journée, je rentrais à la ferme, distante de deux kilomètres, en courant avec aisance et plaisir. Pendant ce temps, toute l'équipe revenait en fourgon en consommant bière et cigarettes.
«Le soir, mon employeur, pour me faire plaisir, me présentait trois belles grappes sur une assiette. Mais le plaisir de manger le raisin sur le pied de vigne est bien supérieur ! Aussi abandonnai-je rapidement ce repas, car il était superflu, et de plus cela m'obligeait à me lever la nuit pour uriner.»

«Nette amélioration de mon état immunitaire»

M. H. raconte son combat et ses 6 semaines 1/2 de cure.

Motivations

«Pour désintoxiquer en profondeur mon corps et mon esprit. Je suis séropositive depuis six ans. J'ai été malade, et ce sont les médecines naturelles qui m'ont soignée. Je fais la cure pour éliminer les toxines accumulées depuis des années: vaccins, antibiotiques, tabac, drogues dures, barbituriques, anti-épileptiques, alcool, virus HIV depuis 6 ans, AZT pendant six mois (arrêté depuis neuf mois). Je fais la cure pour améliorer mon état immunitaire, déjà en remontée. C'est l'aspect «grand décrassage» corporel et mental qui me séduit. Je me soigne moi-même depuis neuf mois par les médecines douces. J'étais très malade (sida, pneumocystose) de juillet à décembre 89. De janvier 90 à août 90, grâce à la naturopathie et à l'ozone, mon état s'est amélioré progressivement mais je n'ai pas retrouvé ma forme d'avant la maladie. D'où la cure de raisin.»

Récit de la cure

«Bouche écorchée à force de mastiquer le raisin. Incrédulité, scepticisme des autres (les «autres» étant ceux qui n'ont pas essayé

la cure de raisin). Etat physique variable : quelques jours de fatigue au début, peu de fatigue ensuite. Pas d'obsession d'autre nourriture, sauf vers la fin.
«A l'issue de la cure, nette amélioration de mon état immunitaire, visible sur le bilan sanguin (T4, T8, etc.). Ganglions cervicaux et inguinaux très dégonflés (ils étaient indurés avant la cure). Enzymes hépatiques redevenus normaux.»

«Evolution positive de mon carcinome»

D. S. est atteinte, depuis 1976, d'un cancer de la peau. Elle a déjà fait une cure en 1988 (cinq semaines dont deux de raisin et soupe au miso), qui a conduit à une régression de son cancer ; elle recommence pendant 44 jours, en 1989.

Motivations
«Carcinome dans l'angle de l'œil droit et du nez. Mon bien-être, donc grand désir de cette cure.»

Récit de la cure
«Cure de 44 jours, un jour de jeûne, pas de lavement, raisin rouge de ma treille (aucun traitement depuis 15 ans) environ 2 kg, plutôt moins surtout à la fin (évaluation difficile car je le mangeais directement sur la vigne). Absorption des pépins et des peaux.
«Bilan positif. Bien-être et vitalité. Détachée du désir de nourriture ; ce besoin n'existait plus, tout en cuisinant beaucoup et avec plaisir pour les autres. Pas de problèmes. Perte de poids : 13 kg.
«Physiquement :
- j'ai retrouvé la souplesse normale de mon corps,
- évolution positive du carcinome : une grande partie est cicatrisée,
- je suis devenue peu fatigable,
- ma peau est devenue lisse.»

En guise de conclusion

Le raisin est décidément un fruit fascinant. Il serait sans doute déplacé de faire ici l'éloge du plus célèbre des produits auxquels il a donné naissance — le vin — même si, n'en déplaise aux buveurs d'eau, la fermentation du jus de raisin est quand même une belle invention, dès lors que l'on sait en user avec modération. Mais le raisin a bien d'autres usages. Séché, c'est un aliment idéal pour les sportifs et un précieux ingrédient pour les desserts, où il peut remplacer le sucre, et pour bien d'autres préparations culinaires.

Concentré par évaporation, le jus de raisin permet de préparer le raisiné, excellente confiture dans laquelle toute adjonction de sucre est inutile. Quant au marc de raisin — ce qui reste après l'extraction du jus —, il donne naissance, associé au navet, à une surprenante «choucroute» que l'on peut encore déguster dans le Frioul, au nord de la Vénitie.

On ne peut parler du raisin sans évoquer la vigne et admirer sa vigueur et sa rusticité exceptionnelles, qui lui permettent de prospérer sur des terrains arides et pentus, où toute autre culture serait impossible. Elle sait aussi recouvrir de ses lianes et de son feuillage des tonnelles d'où pendent à l'automne des grappes gorgées de soleil qui incitent... à la cure de raisin.

Tonnelle, treille palissée le long d'un mur ou vigne plantée sur un coteau bien exposé, chacun produisait, jadis, son raisin. Pour en faire du vin, certes — le «jus de la treille», comme on l'appelait autrefois — mais aussi pour le manger frais. Même dans un jardin familial, il est rare que l'on ne puisse trouver un endroit où faire grimper deux ou trois pieds de vigne. Cueillir et déguster sur place, comme au siècle dernier, sa première grappe de raisin de la journée, encore couverte de rosée, redevient alors possible.

Bibliographie

Les seuls ouvrages de cette bibliographie encore disponibles sont ceux de J. Brandt et de V. Skawinska. Les ouvrages ou brochures précédés d'un astérisque peuvent être consultés à la Bibliothèque nationale, à Paris.

*BOUDOUY Dr Th. Le raisin et ses principales propriétés thérapeutiques. Le traitement uval. Tours, 1934.
BRANDT J. La cure de raisin, Ed. Jouvence, Bernex, 2000.
BRANDT J. et VOSEY C. Les cures de santé, régénération et désintoxication : l'exemple de la cure de raisin. Ed. Jouvence, Bernex, 1995.
BUTTNER Dr J.L. Le jus de raisin frais, sa valeur hygiénique et thérapeutique. Thèse. Montpellier, 1919.
*CARRIERE Ed. Les cures de petit-lait et de raisin, en Allemagne et en Suisse, dans le traitement des maladies chroniques et, en particulier, dans les névroses, les troubles fonctionnels des organes digestifs, les pléthores, la phtisie pulmonaire et les affections chroniques de organes respiratoires, etc. Paris, 1860, in-8.
*CURCHOD H. Essai théorique et pratique sur la cure aux raisins, étudiée plus particulièrement à Vevey. Paris, 1860, in-8.
ENGELMANN C. Einiges über Weintrauben-Kuren. Quelques mots sur les cures aux raisins. Extrait des Medicinische Annalen, t. II, 1re partie, p. 50 à 81.
*FENEYROU J. La cure uvale. Rodez, 1934.
*HERPIN J.CH. Du raisin considéré comme médicament. Paris, 1874.
HIRSCH J. de Bingen. Die Weintraubenkur. La cure aux raisins. Mayence, 1843, in-8, 36 pages.
HUBER E. Ueber den Gebrauch der Weintraubenkur. Sur l'emploi de la cure aux raisins à Neustadt en Haardt. Neustadt, 1853, in-8, 24 pages.
JOACHIM Dr. Die Traubenkur. La cure aux raisins à Dürkheim. Neustadt, 1847, in-8, 34 pages.
KAUFFMANN Dr V. Die Traubenkur in Durkheim a. d. Haardt. La cure aux raisins à Dürkheim. Mannheim, 1854, in-8, 60 pages.
KAUFFMANN Dr V. Die Traubenkur. La cure aux raisins à Dürkheim,

d'après les observations personnelles de l'auteur. Berlin, 1862, in-8, 40 pages.
*KNAUTE Th. H. Le raisin au point de vue chimique, physiologique, thérapeutique. Leipzig, 1874.
MAGDEBURG W. Die Traubenkur. La cure aux raisins à Saint-Goar sur le Rhin. Wiesbaden, 1854, in-8, 90 pages.
MELOCCHI F. Le cure d'Uva. Sondrio, 1903.
*PIRCHER. Meran als klimatischer Curort. Meran, 1860.
PIRSCHER. Notice scientifique sur la cure aux raisins. Gazette balnéologique du Dr Spengler, t. VIII, n°25, oct. 1859.
*REY Dr F. et DAUTRY A. Le raisin et le jus de raisin. Leur valeur alimentaire et thérapeutique. Cahors, 1908.
SCHMITT J.B. Die Traubenkur. La cure aux raisins à Bingen. Mayence, 1844, in-8. Observations pratiques sur la cure de raisin. Mayence, 1847, in-12.
SCHNEIDER L. Die Molken und Traubenkur in Bad Gleisweiler. La cure de petit-lait et de raisins aux bains de Gleisweiler. Landau, 1853, in-8, 24 pages.
SCHULZE Dr A. Die Weintraubenkur. La cure aux raisins. Leipzig, 2e Ed., 1844, in-8, 48 pages.
SCHWEICH H. Anweisung zur Traubenkur. Sur la cure aux raisins comme méthode curative. Bad Kreuznach, 1850 2e Ed., in-8, 32 pages.
*SCHACKLETON B. La cure de raisin ou la santé retrouvée. Ed. Terre vivante, Mens, 1988.
SKAWINSKA V. Les miracles de la cure de raisin. Michel Lafon, Neuilly, 2000.
WOLFF E. Die Weintraubenkur, etc. La cure aux raisins, ses propriétés, son action et son emploi, etc. Grünberg, 1852, brochure in-8, 90 pages.

Terre vivante vous fait partager vingt ans d'expériences de l'écologie pratique : jardinage biologique, alimentation et santé, habitat écologique, énergie.
À travers :
• l'édition de livres pratiques sur ces sujets ;
• la revue Les Quatre Saisons du jardinage ;
• un Centre de découverte de l'écologie pratique à visiter de mai à octobre, dans les Alpes, au pied du Vercors.
Pour plus d'informations : terre vivante, Domaine de Raud, 38710 Mens. Tél. 04 76 34 80 80. Fax 04 76 34 84 02. Email terrevivante@wanadoo.fr
Site : www.terrevivante.org

Les Quatre Saisons du jardinage

Tous les deux mois, 100 pages d'informations de première main pour découvrir un nouvel art de vivre plus respectueux de l'environnement et de notre santé.

JARDINAGE BIO

• Des conseils de saison pour le potager, le verger, le jardin d'ornement.
• Des articles pratiques,
des tours de main, des nouveautés, avec le concours de spécialistes et de jardiniers expérimentés.

HABITAT ÉCOLOGIQUE

• Un dossier pratique ou un reportage dans un domaine en plein développement.
• Des fiches pratiques pour vos problèmes de construction ou de rénovation.

VIVRE L'ÉCOLOGIE

• Les initiatives, les innovations qui vont changer notre mode de vie et de consommation.
• Les dossiers chauds de l'environnement et leurs implications.
• Des conseils de santé,
des recettes originales et savoureuses.

Un échange permanent revue-lecteurs : forum, courrier, troc, petites annonces...

Jardin

• Le guide du jardinage biologique
Jean-Paul Thorez, 320 pages, 300 dessins et tableaux, **15,09 €.**

• Le poireau préfère les fraises, les meilleures associations de plantes
H. Wagner, 112 pages, photos et dessins en couleur, **14,48 €.**

• Jardiner bio, c'est facile
Les conseils des *Quatre Saisons*
128 pages, dessins en couleurs, **13,87 €**.

• Ravageurs et maladies au jardin, les solutions biologiques
O. Schmid et S. Henggeler
272 pages, dessins, photos en couleurs, **19,06 €.**

• Trésors de courges et de potirons
Bruno Defay
96 pages, photos en couleurs, **10,67 €**.

• Mon jardin sauvage, fleuri et productif
Gertrud Franck
128 pages, photos en couleurs, **12,96 €.**

• Ces herbes qu'on dit mauvaises
Jo Readman
64 pages, photos en couleurs, **11,89 €.**

• Le jardin de groseilles, framboises et autres petits fruits
A. et H. Bruns
96 pages, nombreux dessins et tableaux, **9,60 €.**

• La bonne terre de jardin
Jo Readman
48 pages, photos en couleurs, **11,59 €.**

• Une mare naturelle dans votre jardin
Hartmut Wilke
88 pages, photos en couleurs, **10,21 €.**

• Vos plantes aromatiques
Jérôme Goust
128 pages, nombreux dessins, **10,06 €.**

• Jardiner en hiver, mille travaux des récoltes aux plantations
Robert Sulzberger
80 pages, photos en couleurs, tableaux, **13,42 €**.

• Variétés d'hier, légumes d'aujourd'hui : cultivez la diversité dans votre jardin
Textes de S. Stickland, photos de D. Cavagnaro
192 pages, **21,19 €.**

• Votre basse-cour familiale et écologique
Jérôme Chaïb
352 pages, **14,94 €.**

Cuisine

• Généreuse pomme de terre
Recettes des quatre saisons
112 pages, **9,76 €.**

• La cuisine saine des quatre saisons
Les meilleures recettes de 230 jardinières et jardiniers biologiques
348 pages, dessins, **12,50 €**.

• Les conserves naturelles des quatre saisons
L'expérience de 150 jardinières et jardiniers biologiques
192 pages, photos en couleurs, **14,48 €.**

• Fabuleuses légumineuses
140 recettes traditionnelles
Claude Aubert
160 pages, photos en couleurs, **17 €.**

• Les pains des quatre saisons
150 recettes de boulangers amateurs, lecteurs des *Quatre Saisons*
144 pages, photos en couleurs, **14,33 €.**

• Le plat unique
Recettes des quatre saisons
272 pages, **12,96 €.**

• Gourmandises permises
Les desserts sains des quatre saisons
224 pages, **12,04 €**.

• Les bonnes recettes du cuisinier pressé
Recettes des quatre saisons
144 pages, **9,60 €.**

• La cuisine à quat'sous
Bien manger sans se ruiner
144 pages, **9,60 €.**

• Les pommes à tout faire
Recettes des quatre saisons
112 pages, **9,76 €**
• Les légumes passent à table, recettes inattendues
Côté jardin
144 pages, dessins, **12,20 €**

Alimentation-santé

• La nouvelle assiette, les céréales au menu
Claude Aubert
224 pages, dessins, **13,87 €.**
• Comment revivre par le jeûne
Dr Helmut Lützner
96 pages, **7,93 €.**
• Bien voir sans lunettes
Une méthode naturelle
Janet Goodrich
272 pages, **14,48 €.**
• Le petit guide de la cure de raisin
64 pages, **6,56 €.**
• Les remèdes naturels des quatre saisons
122 pages, **7,32 €.**
• Ces aliments qui nous protègent, les substances bioactives dans notre assiette
K. Dittrich, C. Leitzmann
128 pages, **12,96 €.**
• Mon bébé bio, l'alimentation saine de la future maman et du bébé
R. Moll et U. Schain-Emmerich
128 pages, dessins, **12,96 €.**
• Soyons moins lait
N. Le Berre et H. Queinnec
244 pages, **14,48 €.**

Nature, environnement

• Les nouveaux espaces de jeux naturels, construire en saule vivant et en bois
Richard Wagner
144 pages, très nombreux dessins en couleurs, **14,79 €**.
• L'homme en voie de disparition ?
Theo Colborn, Dianne Dumanoski et John Peterson Myers.
320 pages, **15,09 €.**
• Facteur 4
Deux fois plus de bien-être en consommant deux fois moins de ressources
Ernst von Weizsächer, Amory B. Lovins et L. Hunter Lovins.
320 pages, **17,99 €.**

Habitat

• L'habitat écologique, quels matériaux choisir ?
Friedrich Kur
192 pages, **14,94 €.**
• La maison des [néga]watts : des économies chez soi, un gain pour la planète
Stéphane Bedel et Thierry Salomon
144 pages, **12,04 €.**
• Poêles, inserts et autres chauffages au bois : les nouveaux matériels, performants et économes
Claude Aubert et Ageden
96 pages, nombreux schémas et photos en couleur, **12,65 €.**
• L'isolation écologique : conception, matériaux et mise en œuvre
Jean-Pierre Oliva
288 pages, très nombreux dessins et photos en couleur, **27,14 €.**

Reproduit et achevé d'imprimer en août 2003 dans les ateliers de Normandie Roto Impression s.a.s.
à Lonrai (Orne). N° d'imprimeur : 031874. Dépôt légal : août 2003. *Imprimé en France*